Walter Rebell

Die Frau mit der Halskrause

Walter Rebell

Die Frau mit der Halskrause

Ein Theaterstück

Goldene Rakete Verlag für Belletristik

Imprint

Cover image: www.ingimage.com

Publisher:
Goldene Rakete Verlag für Belletristik
is a trademark of
Dodo Books Indian Ocean Ltd., member of the OmniScriptum S.R.L Publishing group
str. A.Russo 15, of. 61, Chisinau-2068, Republic of Moldova Europe
Printed at: see last page
ISBN: 978-620-0-52037-1

Personen

Patricia Witty	kopftransplantierte Millionärstochter
Albert Wunderli	Chirurg
Karl und Hanna Schwab	Eltern von Britta, mit deren Körper Patricia Witty lebt
Artur	Brittas Freund
Volker	Psychologe des Instituts für Sterbehilfe
Mitarbeiterin	
Mafia-Killer	
Großtante des Mafia-Killers	
Drei Medizinprofessoren	
Eine Medizinprofessorin	
Rita Montefiore	Chirurgin
Sekretärin	
Vögeli	Polizist
Ein Pärchen	
Ein Passant	

Ort der Handlung

Das „Institut für Sterbehilfe“ (irgendwo in der Schweiz)

Ein Straßencafé in Italien

Eine Privatklinik in den Schweizer Bergen

Ein Ferienhaus in den Schweizer Bergen

Erster Akt

Rechts auf der Bühne ein Büroraum. An einem Schreibtisch sitzt eine Frau mit dicken Brillengläsern, über Akten gebeugt. An der Wand steht in großen Buchstaben: „Willkommen im Institut für Sterbehilfe!“ Von links nähert sich über den Vorplatz des Instituts langsamen Schrittes eine junge Frau im leichten Sommerkleid: Patricia Witty. Sie trägt eine steife Halskrause. Ihr Kopf schwankt ein wenig – in unnatürlicher Weise. Patricia Witty klingelt an der Eingangstür. Die Mitarbeiterin bleibt zunächst über ihre Akten gebeugt. Erst nach einem zweiten Klingeln reagiert sie.

MITARBEITERIN Herein!

PATRICIA WITTY (*tritt ein*) Guten Tag. Bin ich hier richtig im Institut für Sterbehilfe?

MITARBEITERIN Das sind Sie, junge Frau. Guten Tag, setzen Sie sich. *Weist ihr den Stuhl gegenüber dem Schreibtisch zu, Patricia Witty nimmt Platz.*

MITARBEITERIN Was führt Sie zu uns?

PATRICIA WITTY Ich möchte gern Ihre Hilfe in Anspruch nehmen. Ihr Institut ist ja spezialisiert für, für . . .

MITARBEITERIN Für das Hinübergeleiten von Menschen, sagen wir es einmal so.

PATRICIA WITTY Ja, Hinübergeleiten. Sagen wir es so.

MITARBEITERIN Sie haben also ein Problem in der Familie: Die Großmutter oder der Großvater ist unheilbar krank und möchte sterben. Oder handelt es sich gar um Vater oder Mutter? *Die Mitarbeiterin schaut Patricia Witty aufmerksam an.*

PATRICIA WITTY (*senkt die Augen*) Es handelt sich um mich selber.

MITARBEITERIN (*erstaunt*) Um Sie selber? Sie sind doch noch sehr jung. Wie alt, wenn ich fragen darf?

PATRICIA WITTY Der Kopf ist 24, der Körper 28.

MITARBEITERIN Ja, ja, im Kopf sind wir alle jünger als mit dem Körper. Aber sagen Sie: An welcher unheilbaren Krankheit leiden Sie? Denn die Leute, die zu uns kommen, haben unheilbare Krankheiten. Nur dann dürfen wir sie hinübergeleiten – und das auch nur nach sorgfältiger Prüfung, versteht sich.

PATRICIA WITTY Meine Krankheit ist, ist . . .

MITARBEITERIN Ist was?

PATRICIA WITTY Ist eine Form von Gespaltenheit.

MITARBEITERIN Gespaltenheit? Wie soll ich das verstehen? Sind Sie schizophren, haben Sie zwei Persönlichkeiten in sich?

PATRICIA WITTY Nicht zwei Persönlichkeiten. Aber mein Körper gehört nicht zu mir. Gehört nicht zu meinem Kopf. Und mit dieser Gespaltenheit kann ich nicht weiterleben. *Lehnt sich zurück, bedeckt die Augen mit den Händen, schluchzt.*

MITARBEITERIN *Steht auf, geht im Raum umher, spricht mit sich selber.* Schon wieder so eine irre Person. Was bekommen wir hier nicht alles zu sehen! Gut, dass wir einen Psychologen im Haus haben. *Geht zu einer Tür, öffnet sie, ruft*: Volker, kannst du bitte kommen?

Volker kommt.

MITARBEITERIN Frau . . . Ich kenne noch gar nicht Ihren Namen, wie heißen Sie bitte?

PATRICIA WITTY Patricia Witty. Millionärstochter. Aber mit den Eltern zerstritten.

MITARBEITERIN Frau Witty, Volker ist unser Psychologe. Er wird jetzt mit Ihnen sprechen. Ihm können Sie sich voll und ganz anvertrauen. *Geht aus der Tür, Volker nimmt am Schreibtisch Platz.*

VOLKER Also, Frau Witty, sagen Sie auch mir, woran Sie leiden.

PATRICIA WITTY An meinem Körper! Ich will ihn nicht! *Steht auf, ist plötzlich wütend.* Sehen Sie zum Beispiel das: (*hebt das Sommerkleid, auf beiden Oberschenkeln sind Tätowierungen: Affenköpfe*) Wie kann man nur so geschmacklos sein und sich auf die Beine Affenköpfe tätowieren lassen!

VOLKER Aber das haben Sie doch selber machen lassen, Frau Witty!

PATRICIA WITTY Nein, nein! **Sie** war es, **sie**! Und auf den Rücken hat sie eine Giraffe tätowieren lassen. Stellen Sie sich vor, eine Giraffe! Wollen Sie sie sehen? *Nestelt hinten am Verschluss des Kleides.*

VOLKER Lassen Sie nur, Sie brauchen sich nicht auszuziehen, ich glaube Ihnen auch so. Aber setzen Sie sich wieder. Und hören Sie: Tätowierungen kann man wieder entfernen.

PATRICIA WITTY *Lässt sich auf den Stuhl fallen, schluchzt. Dann wütend*: Es sind nicht nur die Tätowierungen! Ich will den ganzen Körper nicht mehr! Nehmen Sie zum Beispiel das Wasserlassen: Dieser Körper muss einmal pro Stunde zur Toilette geführt werden. Das kannte ich früher nicht. Nachts schlafe ich nicht mehr durch. Die verdammte Blase, die da irgendwo in dem Körper ist, will sechs- oder siebenmal entleert werden. *Lehnt sich wieder auf dem Stuhl zurück, schlägt wieder die Hände vor die Augen.*

VOLKER Und immer kommt etwas?

PATRICIA WITTY (*Ohne die Hände vom Gesicht zu nehmen.*) Immer nur ein paar Tropfen.

VOLKER (*Steht auf, geht durch den Raum, spricht mit sich selber.*) Eine schlimme Form von Gespaltenheit. So etwas kommt selten vor. Völlige Dissoziation zwischen Kopf und Körper.

PATRICIA WITTY (*Nimmt die Hände von den Augen, erhebt sich.*) Wo ist bitte die Toilette? Ich muss ganz dringend.

VOLKER Sie müssen nicht wirklich, Sie müssen nur, weil wir über Wasserlassen gesprochen haben. Setzen Sie sich wieder und kneifen Sie die Beine zusammen, der Druck wird verschwinden.

PATRICIA WITTY (*Setzt sich, kneift die Beine zusammen. Nach einer Weile*:) Der Druck verschwindet nicht.

VOLKER Kneifen Sie fester!

Patricia Witty kneift fester.

VOLKER Nun, was ist?

PATRICIA WITTY Der Druck verschwindet nicht, er wird sogar stärker.

VOLKER (*seufzt*) Dann gehen Sie meinetwegen zur Toilette. Erster Stock, sofort links.

Patricia Witty verlässt den Raum, nach einer Weile hört man die Toilettenspülung. Als Patricia Witty wieder zurück ist:

VOLKER Nun, kam viel oder wenig?

PATRICIA WITTY Nur ein paar Tropfen.

VOLKER Wir müssen diese Sache mit Psychotherapie angehen, Frau Witty. Dahinter steckt ein Problem aus Ihrer Kindheit.

PATRICIA WITTY Ja, ein Problem aus ihrer Kindheit. Aber „ihrer" kleingeschrieben,

VOLKER (*verwirrt*) Ich verstehe nicht. (*Er fängt sich wieder*:) Also, dahinter steckt ein Problem aus Ihrer Kindheit. Sie haben irgendwann einmal das Schlüpferchen vollgepinkelt und Ihr Vater hat Sie dafür hart bestraft. Um künftig einer Strafe zu entgehen, waren Sie ab dann sehr, sehr vorsichtig und gingen viel zu häufig zur Toilette. War es so?

PATRICIA WITTY Sehr gut möglich, dass es so war. Aber Sie hätten **sie** dazu befragen müssen, ich bin die falsche Adresse.

VOLKER Ich verstehe nicht.

PATRICIA WITTY Ich trage ihre psychischen Probleme mit mir herum! Die haben sich in diesem Körper, der nicht meiner ist, festgesetzt. Ich soll mich einer Psychotherapie unterziehen, damit **ihre** Probleme verschwinden. Aber nein, das tue ich nicht. Nein, nein, nein!

VOLKER Ich verstehe nicht.

PATRICIA WITTY (*schreit*) Mein Körper ist nicht mein Körper, er ist **ihr** Körper. *Lehnt sich wieder auf dem Stuhl zurück, schlägt wieder die Hände vor die Augen.*

VOLKER (*Geht wieder durch den Raum, spricht wieder mit sich selber.*) Noch einmal sage ich es: Völlige Dissoziation zwischen Kopf und Körper. Und diese Halskrause hat sie sich umgelegt, um der Dissoziation symbolischen Ausdruck zu verschaffen. Was hilft hier? Konfrontative Therapie, die Krause muss ab! *Zu Patricia Witty*: Frau Witty, würden Sie bitte einmal die Halskrause abnehmen?

PATRICIA WITTY Ja, das hätte ich ohnehin jetzt getan. *Nimmt sie ab.*

VOLKER *Schaut Patricia Witty an, schrickt zurück.* Was ist das für ein roter Strich, der um Ihren Hals läuft?

PATRICIA WITTY Das ist die Narbe. Die Operationsnarbe.

VOLKER Das ist was, bitte?

PATRICIA WITTY Die Operationsnarbe. Ich bin eine Kopftransplantierte. Mein Körper wurde bei einem Unfall in den Schweizer Bergen zerschmettert, Felsbrocken zermalmten ihn. Nur der Kopf blieb unversehrt. Man hat ihn vom Körper getrennt und eine Weile künstlich am Leben gehalten. Bis ein Spenderkörper gefunden war. Auf den hat man mich – meinen Kopf – draufgesetzt. Und mit diesem Spenderkörper komme ich nicht zurecht. Ich will wieder von ihm getrennt werden.

VOLKER Das wäre Ihr Tod, Frau Witty.

PATRICIA WITTY Ja, das wäre mein Tod. Aber Tod ist besser als so gespalten zu leben.

VOLKER So einen Fall hatten wir noch nie.

PATRICIA WITTY Ich werde Ihnen noch etwas sagen. Aber zunächst eine Frage. Wie sieht das praktisch aus: Menschen hinübergeleiten?

VOLKER Wir geben dem Betreffenden ein Glas Wasser mit einer bestimmten Substanz drin, er trinkt und schläft sanft ein. Das ist alles.

PATRICIA WITTY Bei mir müsste es anders ablaufen.

VOLKER Wie?

PATRICIA WITTY Mein Kopf müsste von diesem Körper wieder getrennt werden.

VOLKER Wie soll ich das verstehen?

PATRICIA WITTY Ich will, dass man von meinem Kopf den Körper wieder abschneidet.

VOLKER (*entsetzt*) Sie wollen enthauptet werden?

PATRICIA WITTY Nennen Sie es, wie sie wollen. Aber kommen Sie mir nicht mit einem Glas Wasser und Substanz drin. Kommen Sie mit einem großen Messer, einem Schlachtermesser, oder einem Beil.

VOLKER (*steht auf*) Ich habe in meiner Berufspraxis schon viel gehört, aber so etwas noch nicht. Sie sind bei uns an der falschen Adresse, liebe Frau Witty. Gehen Sie doch zu Ihrem Chirurgen, der soll die Operation rückgängig machen.

PATRICIA WITTY Das würde der nie tun, der ist so stolz auf sein Werk. Außerdem darf er nicht töten, das dürfen nur Sie.

VOLKER Wir dürfen helfen beim Sterben, das ist etwas anderes. Und wir dürfen es nur innerhalb eines engen gesetzlichen Rahmens. Ihr Fall, Frau Witty, ist weit außerhalb dieses Rahmens. Und außerdem, dieser barbarische Wunsch nach Enthauptung . . .

PATRICIA WITTY (*erhebt sich*) Ich möchte mich von Ihnen verabschieden. Ich sehe, Sie können nichts für mich tun. Aber seien Sie gewiss, ich werde einen Weg finden.

Licht aus

Zweiter Akt

Ein Straßencafé in Italien. Auf der Terrasse sitzen an einem kleinen runden Tisch bei einer Tasse Cappuccino Patricia Witty und ein Mann mittleren Alters. Patricia Witty hat wieder ihr leichtes Sommerkleid an, der Mann trägt einen schwarzen Hut und eine große Sonnenbrille, die viel von seinem Gesicht verdeckt. Patricia Witty hat vor sich auf dem Tischchen eine Plastiktüte liegen, die prall gefüllt ist.

PATRICIA WITTY Ich habe Ihnen meinen Namen genannt. Wollen Sie sich nicht auch vorstellen?

MANN (*lacht böse auf*) Wo käme ich da hin? Anonymität gehört zu meinem Geschäft, Signorina.

PATRICIA WITTY Gut, dann werde ich Sie „Mafia-Killer" nennen. Signore Mafia-Killer. Ist Ihnen das recht?

MAFIA-KILLER Es ist keine Schande, mit seiner Berufsbezeichnung angeredet zu werden. Nur bitte ich mir aus, dass Sie das Wort immer **leise** aussprechen.

Ein Pärchen schlendert vorbei, die beiden schauen Patricia Witty und den Mafia-Killer neugierig an.

PATRICIA WITTY Abgemacht. Und dass Sie anonym bleiben wollen, kann ich verstehen – bei diesem Beruf. Aber sagen Sie mal – welche Erfolgsbilanz können Sie eigentlich aufweisen? Ich hoffe, ich habe mich keinem Anfänger anvertraut. Ich hatte ja auch in dem Telefonat mit dem Mittelsmann gesagt, ich suche jemanden mit Erfahrung.

MAFIA-KILLER Sie sind bei mir richtig, Signorina. Auf meinem Konto stehen sieben Morde und achtzehn Schlägereien mit schwerer Körperverletzung. Sie sehen, Sie können mir vertrauen.

PATRICIA WITTY Was die Morde angeht, Signore Mafia-Killer (*spricht das Wort ganz leise aus, beugt sich dabei zu ihm hin*) – gibt es auch misslungene Morde? Ich meine Morde, die bloße Mordversuche blieben, die nicht geglückt sind?

Der Mafia-Killer antwortet nicht. Er zündet sich eine Zigarre an, raucht.

PATRICIA WITTY (*wartet eine Weile, dann*:) Zerstören Sie nicht die Vertrauensbasis, die sich allmählich zwischen uns aufbaut. Antworten Sie wahrheitsgemäß. Wissen Sie, in meinem Fall hätte ein bloßer Mord**versuch**, ein nicht gelungener Mord, eine schlimme Konsequenz: Querschnittslähmung von den Halswirbeln an abwärts. Nicht auszudenken. Nein, nein, ich brauche einen Mörder, der sein Handwerk bestens versteht. Dem keine Panne passiert. Also, Signore Mafia-Killer (*spricht das Wort ganz leise aus, beugt sich dabei zu ihm hin*) – stehen in Ihrer Bilanz auch missglückte Morde?

MAFIA-KILLER (*kleinlaut*) Ja, drei, leider.

PATRICIA WITTY (*stöhnt auf*) An wen bin ich da geraten!

MAFIA-KILLER Suchen Sie sich einen anderen, Signorina. Aber ich sage Ihnen: Sie werden keinen Kollegen finden, dem nicht auch einmal ein Mord missglückt ist.

PATRICIA WITTY (*überlegt*) So wird es wohl sein. Und ich will die Suche nicht noch einmal neu starten. Ich bin ja so froh, dass ich Sie gefunden habe. *Klopft ihm auf die Schulter.* Aber Sie müssen mir versprechen, dass Sie sich sehr, sehr anstrengen.

MAFIA-KILLER (*hebt drei Finger zum Schwur*) Ich schwöre es bei meiner Mutter und bei der heiligen Mutter Jesu.

Eine ältere Frau, die ein Bein nachzieht und sich auf einen Stock stützt, geht vorbei, mustert die beiden, murmelt etwas Unverständliches.

MAFIA-KILLER Eine Großtante von mir. Die ist nicht mehr richtig im Kopf. Ich füttere sie mit durch. Sie sehen, man hat seine Verpflichtungen, man muss Geld verdienen. Aber sagen Sie, wer soll eigentlich das Mordopfer sein? Wen soll ich beseitigen? Lassen Sie mich raten: Sie wollen sich an einem Liebhaber rächen, der Sie sitzengelassen hat.

PATRICIA WITTY Falsch geraten.

MAFIA-KILLER Zweiter Versuch: Eine Erbschaftsangelegenheit. Ein Cousin soll weg, damit das Vermögen der Erbtante nur an Sie geht.

PATRICIA WITTY Wieder falsch.

MAFIA-KILLER (*überlegt*) Dann, dann . . .

PATRICIA WITTY Raten Sie nicht weiter, ich nenne Ihnen jetzt das Opfer: Ich selber bin es.

MAFIA-KILLER Sie selber? Sie wollen getötet werden? Und dafür zweihunderttausend Euro zahlen? Für seinen eigenen Tod gibt man doch kein Geld aus. Begehen Sie Selbstmord. Nehmen Sie Schlaftabletten. Übrigens: Warum wollen Sie eigentlich sterben?

PATRICIA WITTY Was meinen Sie, weshalb ich diese Halskrause trage?

MAFIA-KILLER (*zuckt mit den Schultern*) Weiß ich nicht. Vermutlich haben Sie sich den Nacken verrenkt.

PATRICIA WITTY Ich stütze mit der Halskrause meinen Kopf und verdecke außerdem mit ihr eine rundum laufende Operationsnarbe. Rundum laufende Operationsnarbe: Wissen Sie, was das bedeutet?

MAFIA-KILLER Nein.

PATRICIA WITTY Ich bin eine Kopftransplantierte. Ich – das ist nur mein Kopf. Mein Körper ist der einer anderen Frau.

Der Mafia-Killer starrt Patricia Witty fassungslos an, nimmt dazu seine Sonnenbrille ab. Aber schnell fasst er sich wieder. Und setzt die Sonnenbrille wieder auf.

MAFIA-KILLER Sie wollen den fremden Körper also wieder loswerden?

PATRICIA WITTY So ist es.

MAFIA-KILLER Also kein Kopfschuss, ich muss auf das Herz zielen. Sie selber, Signorina, wollen ja nicht zu Schaden kommen, sondern der Körper, der fremde Körper, soll eins verpasst bekommen.

PATRICIA WITTY Im Prinzip ja. Aber lassen Sie Ihre Pistole zu Hause. Kommen Sie mit einem großen Messer, einem Schlachtermesser, oder einem Beil.

MAFIA-KILLER Wie bitte? Ich soll Sie enthaupten? So etwas habe ich noch nie getan.

PATRICIA WITTY Also doch – Sie sind ein Anfänger.

MAFIA-KILLER Hören Sie: Enthauptungen werden nie in Auftrag gegeben, auch keiner meiner Kollegen hat je eine durchgeführt.

PATRICIA WITTY Dann sind Sie eben der Erste.

MAFIA-KILLER Für eine Enthauptung verlange ich fünfzigtausend Euro Aufschlag.

PATRICIA WITTY (*zeigt auf die Plastiktüte*) Hier sind zweihunderttausend drin. Wie abgesprochen. Dabei bleibt es.

MAFIA-KILLER Zweihundertdreißigtausend.

PATRICIA WITTY Zweihunderttausend. Oder ich entschließe mich weiterzuleben. Das hätten Sie dann davon.

MAFIA-KILLER Also gut, zweihunderttausend. Geben Sie mir das Geld.

Patricia Witty schiebt die Plastiktüte über den Tisch, der Mafia-Killer will zu zählen anfangen – in der Tüte. In diesem Augenblick schlendert ein Passant vorbei und schaut neugierig auf den Vorgang.

PATRICIA WITTY (*als der Passant weitergegangen ist*) Es sind zwanzig Bündel zu zehntausend. Vergewissern Sie sich zunächst, ob es wirklich zwanzig sind.

Der Mafia-Killer greift in die Plastiktüte, vergewissert sich, zählt laut bis zwanzig.

PATRICIA WITTY Und nun prüfen Sie bei einem beliebigen Bündel, ob es wirklich zehntausend sind.

Der Mafia-Killer lugt in die Plastiktüte und zählt ein Bündel nach, kommt auf zehntausend.

MAFIA-KILLER. Gut. Zweihunderttausend Euro. Dafür enthaupte ich Sie – mit einem Schlachtermesser oder einem Beil. Abgemacht? *Er reicht Patricia Witty die Hand, sie schlägt ein.*

PATRICIA WITTY Wann und wo bleibt offen, nicht wahr? Das haben Sie doch richtig verstanden, oder? Die Enthauptung soll eine Überraschung sein. Sie soll mich mitten im Leben treffen.

MAFIA-KILLER Ja, es wird eine Überraschung sein.

PATRICIA WITTY Und wie finden Sie mich? Muss ich in der Schweiz sein? Bei mir zu Hause?

MAFIA-KILLER Sie können überall auf der Welt sein, ich finde Sie. Ich bin wie ein Spürhund, ich habe Ihre Fährte aufgenommen. Wir kalkulieren in unseren Honoraren immer zwanzig Prozent für die Spesen: Reisekosten, Übernachtungen, Auskünfte durch Privatdetektive und so weiter. Also: Sie entgehen mir nicht, Sie können sich verkriechen, wo Sie wollen – und wenn es im fernsten Sibirien wäre.

PATRICIA WITTY Gut, gut, das ist beruhigend. Dann kann ich noch eine Weile völlig unbekümmert leben, und irgendwann überraschen Sie mich.

MAFIA-KILLER So ist es. Aber eine Sache sollten Sie bedenken, Signorina.

PATRICIA WITTY Was?

MAFIA-KILLER Sie können den Auftrag nicht rückgängig machen. Jetzt könnten Sie es noch – wo ich vor Ihnen sitze. Aber bin ich erst weg, dann ist für Sie kein Zurück mehr möglich.

PATRICIA WITTY Das Risiko, dass ich von meiner Entscheidung wieder Abstand nehmen möchte, existiert nicht. Sie ist felsenfest.

MAFIA-KILLER Dann ist alles gut.

PATRICIA WITTY Aber rein theoretisch: Ich könnte doch, wenn Sie kommen, nein schreien.

MAFIA-KILLER Das würde mich nicht stoppen. Jedes Opfer schreit nein. Ich habe noch niemanden erlebt, der sich gern ermorden ließ. Im letzten Augenblick kriegen auch Sie wahrscheinlich Angst, schreien nein, und dieses Nein darf mich dann nicht am Ausführen meines Auftrags hindern, das wäre gegen die Standesehre. Ich werde gefühllos wie eine Maschine handeln, Signorina.

PATRICIA WITTY (*murmelt*) Ich verstehe. Wie eine Maschine. *Lauter:* Aber ich könnte den Auftrag vorher zurücknehmen. Über den Mittelsmann, der den Kontakt zu Ihnen hergestellt hat.

MAFIA-KILLER Das funktioniert nicht. Aus Sicherheitsgründen nicht, wir haben da unser System. Sonst käme uns die Polizei zu leicht auf die Spur –

einfach über den Mittelsmann. Eine Kontaktaufnahme läuft immer über eine ganze Kette von Mittelsmännern, und keiner kennt die ganze Kette. Sofort nach einem Kommunikationsdurchlauf wird außerdem die Kette geändert. – Nein, Signorina, Sie können nie mehr mit mir Kontakt aufnehmen, überlegen Sie sich also genau, was Sie tun. Wenn wir jetzt gleich auseinandergehen, sind Sie des Todes. Und wie gesagt: Kein Versteck auf der ganzen Welt kann Sie schützen.

PATRICIA WITTY Ja, so will ich es. Kein Versteck auf der ganzen Welt kann diesen Körper, der nicht meiner ist, schützen. Er ist des Todes.

Eine Weile schweigen beide.

PATRICIA WITTY Den Kopf müssen Sie beerdigen.

MAFIA-KILLER Ich muss was?

PATRICIA WITTY Meinen Kopf – mich – müssen Sie würdig bestatten. Auf einem Friedhof.

MAFIA-KILLER Was Sie für Wünsche haben! Also gut, aber das kostet . . .

PATRICIA WITTY Das kostet nichts extra, das ist im Honorar drin. Oder in den Spesen, wie Sie wollen. Und ich will dazu wieder einen Schwur von Ihnen.

MAFIA-KILLER (*unwillig*) Ja gut, ich schwöre es. *Hebt wieder drei Finger.* Ich schwöre, dass Ihr Kopf ein würdiges Begräbnis bekommt.

PATRICIA WITTY Und wo?

MAFIA-KILLER In unserer Familiengruft, Friedhof Neapel, Blick aufs Meer. Wünschen Sie eine kirchliche Beerdigung? Soll ich einen Priester engagieren?

PATRICIA WITTY Nein, nicht nötig. Verrichten Sie am Grab ein stilles Gebet, das reicht.

MAFIA-KILLER Mache ich. (*mustert Patricia Witty*) Stehen Sie mal auf.

Patricia Witty steht auf.

MAFIA-KILLER Drehen Sie sich einmal.

Patricia Witty dreht sich, das Sommerkleid fliegt hoch.

MAFIA-KILLER Ihr Körper ist sehr schön, sehr attraktiv, sehr sexy. Ist er schon mal gevögelt worden?

PATRICIA WITTY (*setzt sich*) Nicht, seitdem ich über ihn verfüge. Die Vorgeschichte kenne ich nicht.

MAFIA-KILLER Schade um diesen schönen Körper. Wollen Sie ihm nicht einmal das Vergnügen gönnen?

PATRICIA WITTY Ich bin diesem Körper kein Vergnügen schuldig.

MAFIA-KILLER Aber meldet er sich nie mit seinen Bedürfnissen in Ihrem Kopf?

Patricia Witty schlägt die Beine übereinander, das Kleid rutscht hoch, man sieht die Tätowierungen.

MAFIA-KILLER Mir scheint da etwas auf Ihren Oberschenkeln tätowiert zu sein. *Steht auf, schaut sich die Tätowierungen genauer an.* Affenköpfe. Sehr sinnlich. Das regt einen Mann an.

PATRICIA WITTY Glaube ich Ihnen nicht.

MAFIA-KILLER Doch, doch. Ihr ganzer Körper regt mich an.

PATRICIA WITTY Dann vergewaltigen Sie ihn – aber erst, nachdem Sie mich von ihm getrennt haben. Machen Sie dann mit ihm, was Sie wollen. Ja, vergewaltigen Sie ihn! Schänden Sie ihn!

MAFIA-KILLER (*scharf*) Halten Sie mich für abartig? Ich vergewaltige doch keine enthauptete Leiche.

PATRICIA WITTY Entschuldigen Sie.

MAFIA-KILLER Der Kopf müsste noch dran sein. Sie müssten noch leben.

PATRICIA WITTY Ich müsste also, um diesem Körper die Demütigung einer Vergewaltigung zu bereiten, noch leben?

MAFIA-KILLER So ist es.

PATRICIA WITTY Enthauptung mit vorheriger Vergewaltigung – kein schlechter Gedanke. *Überlegt eine Weile; dann*: Je länger ich darüber nachdenke, desto mehr will ich es.

MAFIA-KILLER Das kostet fünfzigtausend mehr. Und dieses Mal lasse ich nicht mit mir handeln. Sonst eben: Enthauptung ohne Vergewaltigung.

PATRICIA WITTY Gut, fünfzigtausend mehr. Ich werde das Geld gleich bei der Bank holen. Sie können mitkommen. Aber sagen Sie mir: Haben Sie Erfahrung mit Vergewaltigung? Oder stoße ich da wieder auf einen Anfänger – wie bei der Enthauptung?

MAFIA-KILLER Nun, beruflich hatte ich mit Vergewaltigung noch nichts am Hut. Keiner bestellt eine Vergewaltigung. Vergewaltigungen gehören bei uns ins Private.

PATRICIA WITTY Ich will nicht weiter nachfragen. Aber ich gehe einmal davon aus, dass Sie ein bewegtes Privatleben haben. – So, nun zahle ich die Cappuccinos, und dann gehen wir gemeinsam zur Bank.

Licht aus

Dritter Akt

Auf dem linken Teil der Bühne sieht man im Hintergrund die Alpengipfel. Rechts steht ein Gebäude, an dem mit großen Buchstaben steht: Privatklinik Dr. Albert Wunderli. Man blickt in das Sitzungszimmer dieser Klinik, wo sechs Leute um einen Tisch sitzen, vier Männer und zwei Frauen. Die hintere Wand des Zimmers ist weiß und dient später als Projektionsfläche. Alle Personen sind vornehm gekleidet. Auf dem Tisch stehen Schälchen mit Gebäck, Kaffeetassen, eine Kaffeekanne. Auf dem Tisch befinden sich weiterhin: ein Telefon (ein fest installierter Apparat), ein Projektionsgerät mit Fernbedienung, zwei Bananen, ein Messer.

ALBERT WUNDERLI Verehrte Kolleginnen und Kollegen, ich bin sehr glücklich, dass Sie meiner Einladung gefolgt und hierher in die schöne Schweiz gekommen sind. Ich verspreche Ihnen, dass Sie es nicht bereuen werden, die Mühen der langen Anreise auf sich genommen zu haben. Drei von Ihnen kommen aus den USA. *Zwei Männer und eine Frau erheben sich halb und deuten eine Verbeugung an.* Einer ist aus Australien angereist. *Der dritte Mann erhebt sich ebenfalls halb, deutet ebenfalls eine Verbeugung an.* Und dann ist noch Rita Montefiore aus Italien bei uns. *Rita erhebt sich nicht, nickt nur mit dem Kopf. Albert Wunderli räuspert sich, fährt dann fort*: Wir sechs hier in diesem Raum sind, ich darf das in aller Bescheidenheit so sagen, zur Zeit die führenden Transplantations-Chirurgen der Welt.

ERSTER MEDIZINPROFESSOR Das stimmt! Ich habe 17 Herztransplantationen durchgeführt, 28 Nierentransplantationen, 13 Lebertransplantationen und eine Nasentransplantation.

ZWEITER MEDIZINPROFESSOR 14-mal Herz, 31-mal Niere, 3-mal Leber. Nase noch nicht, dafür aber zweimal Daumen.

DRITTER MEDIZINPROFESSOR 37-mal Herz, leider erst einmal Niere, aber 67-mal Leber.

MEDIZINPROFESSORIN Ich bin, wie Sie hoffentlich sehen, noch ziemlich jung. Deshalb sind meine Zahlen noch nicht so beeindruckend.

ALBERT WUNDERLI Nennen Sie sie trotzdem, liebe Kollegin!

MEDIZINPROFESSORIN 3-mal Herz und 4-mal Niere. Auch schon einmal Blase.

ALBERT WUNDERLI Blase, ja. Diese Blasenoperation hat Sie berühmt gemacht. Wollen Sie uns selber in Erinnerung rufen, was Sie da genau gemacht haben, oder soll ich es tun?

MEDIZINPROFESSORIN Sagen Sie es.

ALBERT WUNDERLI Sie haben einer jungen Patientin, die ständig Wasser lassen musste, eine Kuhblase eingepflanzt. Die fasst mehr. Die Immunreaktion haben Sie gut in den Griff bekommen. Alle Achtung! – Und nun noch zu unserer verehrten Kollegin Rita Montefiore aus Italien, einer alten Freundin von mir.

RITA MONTEFIORE Studienkollegin, nicht Freundin.

ALBERT WUNDERLI Rita, erlaube mir bitte, dich Freundin zu nennen.

RITA MONTEFIORE Dann müsste ich zu dir Freund sagen, und das will ich nicht.

ALBERT WUNDERLI (*stöhnt*) Also nicht Freundin, gut. Aber ich schätze dich immer noch sehr, Rita. Schade, dass damals . . .

RITA MONTEFIORE Lassen wir die alten Geschichten.

ALBERT WUNDERLI In Ordnung. Aber nun deine Erfolgsbilanz, Rita!

Einer der drei Medizinprofessoren nimmt sich eine Banane vom Tisch, will sie schälen.

ALBERT WUNDERLI Nein, nein! Legen Sie bitte die Banane wieder zurück, die brauchen wir noch!

Der Medizinprofessor legt die Banane zurück und schaut Albert Wunderli verwundert an. Der reicht ihm eines der Schälchen mit Gebäck.

ALBERT WUNDERLI Als Ersatz für die Banane.

Der Medizinprofessor greift zu, fängt an zu essen, schaut Albert Wunderli weiterhin verwundert an.

ALBERT WUNDERLI (*schaut in die Runde*) Liebe Kolleginnen und Kollegen, Sie werden nachher eine Demonstration mit den zwei Bananen erleben. Gedulden Sie sich noch eine Weile. – Wo waren wir stehengeblieben? Ach ja, Rita, nenn uns deine Erfolgsbilanz!

RITA MONTEFIORE Die kannst du irgendwo nachlesen, mir der schmücke ich mich nicht. Und behalt auch deine für dich, Albert. Sag lieber, weshalb du uns herbestellt hast.

ALBERT WUNDERLI (*verlegen; druckst herum; endlich*:) Ich möchte von einer Operation berichten, die ich durchgeführt habe, und die bisher als unmöglich galt. Ich habe (*macht eine Pause, schaut in die Runde*) ich habe vor drei Monaten einen Kopf verpflanzt.

ERSTER MEDIZINPROFESSOR Unmöglich!

ZWEITER MEDIZINPROFESSOR Warum wussten wir noch nichts davon?

DRITTER MEDIZINPROFESSOR Endlich, endlich. Ich ahnte, dass es einer mal schaffen würde.

MEDIZINPROFESSORIN Wie schön, dass ich hier sein darf! Ich möchte alle Einzelheiten wissen! Die nächste Kopftransplantation werde **ich** durchführen!

RITA MONTEFIORE *(steht auf, geht langsam auf Albert Wunderli zu, bleibt vor ihm stehen*) Falls du das wirklich gemacht hast, Albert – es war unethisch. Es war gegen die Ethik-Vorschriften unserer Zunft. Und das weißt du genau.

ALBERT WUNDERLI Du bist noch genauso aggressiv wie früher, Rita. Alles greifst du an.

RITA MONTEFIORE (*setzt sich wieder*) Erzähl erst einmal, Albert. Richtig angreifen werde ich erst danach.

ALBERT WUNDERLI Zunächst hielt ich die Sache streng geheim. Ich habe die Presse nicht informiert. Ich habe keine Meldung in eine unserer Fachzeitschriften gesetzt. Ich wollte erst abwarten, ob die junge Frau am Leben bleibt und sich erholt.

ERSTER MEDIZINPROFESSOR Und? Lebt sie noch? Hat sie sich erholt?

ALBERT WUNDERLI Es geht ihr bestens. Sie wird zu uns stoßen und selber alles berichten. *Blickt auf die Uhr.* Sie sollte eigentlich schon da sein, wo bleibt sie bloß?

MEDIZINPROFESSORIN Fangen Sie doch schon mal mit Ihren Ausführungen an, Herr Wunderli, ich bin so gespannt!

ALBERT WUNDERLI Ja, ich beginne. – Wie Sie alle wissen, gibt es seit Jahrzehnten Tierversuche zur Kopftransplantation. Mit beträchtlichen Erfolgen.

ERSTER MEDIZINPROFESSOR Man hat dazu Hunde und Affen genommen.

ZWEITER MEDIZINPROFESSOR Und Mäuse.

DRITTER MEDIZINPROFESSOR Der russische Chirurg Wladimir Petrowitsch Demichow erschuf in den 1950er Jahren einen zweiköpfigen Hund. Er verpflanzte den vorderen Teil eines Welpen samt Kopf auf den ausgewachsenen Schäferhund Rylschi. Beide Köpfe bewegten sich, bellten und fraßen.

RITA MONTEFIORE Aber schon nach wenigen Tagen starb der Hund. – Albert, ich hoffe, du hast im Vorfeld deiner Operation nicht ebenfalls solche Versuche gemacht.

Schweigen. Alle schauen Albert Wunderli an.

RITA MOTEFIORE Albert – hast du oder hast du nicht? Sag die Wahrheit!

Albert Wunderli schweigt.

ERSTER MEDIZINPROFESSOR Sagen Sie uns alles, sagen Sie uns die Wahrheit.

Albert Wunderli schweigt weiter.

ZWEITER MEDIZINPROFESSOR (*spricht scharf; schlägt dabei mit der Faust auf den Tisch*) Wir haben die lange Anreise nicht auf uns genommen, um uns etwas verschweigen zu lassen!

ALBERT WUNDERLI Nun gut, ich erzähle Ihnen, was ich im Vorfeld gemacht habe. Aber ich zähle auf Ihre Diskretion: Reden Sie nirgendwo davon. – Also, in Afrika leitet ein Freund von mir, ein Veterinär, eine Tierfarm. Dieser Mann ist ein Draufgänger und Alleskönner. Mit ihm zusammen habe ich einige Experimente durchgeführt.

DRITTER MEDIZINPROFESSOR An Affen?

ALBERT WUNDERLI Ja, an Affen. Aber auch an Großwild.

ERSTER MEDIZINPROFESSOR An Großwild?

ALBERT WUNDERLI Ja, an Nashörnern und Wasserbüffeln. Wir haben sogar einmal einem Nashorn den Kopf eines Wasserbüffels aufgepflanzt. Sind doch verwandte Tiere, beide sehr angriffslustig, soll doch mal ein Nashorn mit einem Büffelkopf herumrennen.

MEDIZINPROFESSORIN (*eifrig*) Und? Hat die Operation geklappt? Rannte nachher auf dieser Farm tatsächlich ein Nashorn mit dem Kopf eines Wasserbüffels herum?

ALBERT WUNDERLI Ja, so war es.

RITA MONTEFIORE Ich glaube die Geschichte nicht.

ALBERT WUNDERLI Ich kann es beweisen. *Greift zur Fernbedienung des Projektionsgeräts, fummelt ein wenig, über die weiße Wand des Sitzungszimmers huschen einige Bilder von Afrika, dann sieht man ein Nashorn mit Büffelkopf.*

ERSTER MEDIZINPROFESSOR Unerhört!

ZWEITER MEDIZINPROFESSOR Ja, unerhört!

DRITTER MEDIZINPROFESSOR Ja, wirklich unerhört!

MEDIZINPROFESSORIN Kann ich die Adresse des Veterinärs haben?

RITA MONTEFIORE Wie lange hat das Tier gelebt?

ALBERT WUNDERLI Zwei Tage. Und es ist herumgelaufen. Hat sogar einen Hund aufgespießt. Einen Zwergpinscher, einen elenden Kläffer, um den tat es uns nicht leid.

ERSTER MEDIZINPROFESSOR Der hat wohl aus Erstaunen gekläfft – als er das Büffelnashorn sah.

Alle lachen – bis auf Rita Montefiore.

RITA MONTEFIORE Das war ein ethisch verurteilenswerter Tierversuch, Albert!

ALBERT WUNDERLI Wenn wir in der Medizin nur ethisch Erlaubtes tun, gibt es keine Fortschritte. Nimm die Gentechnologie und was sie für Möglichkeiten bietet. Wenn wir hier keine Grenzüberschreitungen wagen, Rita, wenn wir nicht den Mut haben, gegen Gesetze und ethische Normen zu verstoßen, verdammen wir uns in der Medizin zum Stillstand.

ZWEITER MEDIZINPROFESSOR (*schlägt wieder mit der Faust auf den Tisch*) So ist es! Sie haben richtig und mutig gehandelt, Herr Kollege! Doch gehen Sie nun zu der Operation an jener Frau über! Berichten Sie! Hoffentlich auch mit Fotos?

ALBERT WUNDERLI Ja, mit Fotos. Aber eigentlich sollte Patricia Witty, die Patientin, längst hier sein. *Schaut auf die Uhr.* Wo bleibt sie bloß?

MEDIZINPROFESSORIN Die Fotos, Herr Kollege Wunderli, die Fotos!

Albert Wunderli greift wieder zur Fernbedienung des Projektionsgeräts, fummelt wieder ein wenig, an der weißen Wand des Sitzungszimmers erscheint ein Foto mit Patricia Wittys isoliertem Kopf. Er ist an mehrere medizinische Apparate angeschlossen.

ERSTER MEDIZINPROFESSOR Ein isolierter Kopf!

ALBERT WUNDERLI Ja, ein isolierter Kopf.

ZWEITER MEDIZINPROFESSOR Und er lebt?

ALBERT WUNDERLI Ja, er lebt. Er wartet auf seinen neuen Körper.

DRITTER MEDIZINPROFESSOR Er ist heruntergekühlt, nicht wahr, Herr Kollege Wunderli?

ALBERT WUNDERLI Ja, ist er.

RITA MONTEFIORE Und der Körper, auf den der Kopf sollte – wo war der zu dieser Zeit?

ALBERT WUNDERLI Er war noch verbunden mit seiner vorherigen Besitzerin. Wir befanden uns noch in Verhandlungen.

RITA MONTEFIORE In Verhandlungen – was heißt das?

ALBERT WUNDERLI Die junge Frau war hirntot. Der Vater wollte uns den Körper geben, die Mutter nicht; die mussten wir erst noch überreden.

RITA MONTEFIORE Überreden, überreden, wie schön. Albert, ist dir klar, dass du hier eine Tür zu möglichen Verbrechen geöffnet hast?

ALBERT WUNDERLI Ich verstehe nicht.

RITA MONTEFIORE Man hat einen isolierten Kopf, jetzt braucht man einen passenden Körper. Wie kriegt man den? Bei uns in Italien über die Mafia. Man engagiert einen Mafia-Killer, der soll die Zielperson mit Kopfschuss töten. Mit Kopfschuss, wohlgemerkt, nicht etwa mit Herzschuss. Man muss allerdings genügend Geld haben, ein Mafia-Mord kostet heute zweihunderttausend Euro.

ALBERT WUNDERLI Rita, du spinnst.

RITA MONTEFIORE Oder noch schlimmer: Die Person wird eingefangen und lebendig dem Chirurgen übergeben. Der tötet sie dann erst im letzten Augenblick.

ALBERT WUNDERLI Was unterstellst du mir da?

RITA MONTEFIORE Ich unterstelle dir gar nichts. Ich male mir nur Szenarien aus. Und sei gewiss, Albert: Alle Verbrechen, die theoretisch möglich sind, werden irgendwann auch von Menschen begangen.

MEDIZINPROFESSORIN Hören Sie auf, Frau Montefiore. Sie nehmen uns alle Freude an der gelungenen Operation.

ERSTER MEDIZINPROFESSOR Ja, hören Sie auf!

ZWEITER MEDIZINPROFESSOR Ja, hören Sie auf!

DRITTER MEDIZINPROFESSOR Ja, hören Sie auf, Sie verweigern sich dem Fortschritt in der Medizin.

ALBERT WUNDERLI Darf ich weitermachen mit den Fotos? Endlich war also der Spenderkörper in meiner Klinik.

Fotos vom Körper erscheinen. Der Körper ist nackt, ohne Kopf und ebenfalls an medizinische Apparate angeschlossen. Man sieht auch die Tätowierungen: die Affenköpfe auf den Oberschenkeln, die Giraffe auf dem Rücken.

MEDIZINPROFESSORIN Igittigitt! Einen Körper mit solchen Tätowierungen möchte ich nicht verpasst bekommen! *Schüttelt sich.*

RITA MONTEFIORE Tätowierungen sind noch das geringste Übel. Aber was passiert wohl, wenn der Körper manifeste Krankheiten hat und der Kopf dann mit diesen fertigwerden muss? – Albert, hast du den Spenderkörper vorher auf Krankheiten hin durchgecheckt?

Albert Wunderli schweigt.

RITA MONTEFIORE Albert, antworte!

ERSTER MEDIZINPROFESSOR Antworten Sie, Herr Wunderli!

Der zweite Medizinprofessor setzt ebenfalls an, etwas zu sagen, aber Albert Wunderli kommt ihm zuvor.

ALBERT WUNDERLI Also, ich gebe Ihnen die Antwort: Nein, ich habe den Spenderkörper nicht auf Krankheiten hin untersucht, habe auch die Eltern nicht befragt. Ich war einfach froh, den Körper zu haben.

RITA MONTEFIORE **Wir** werden die Befragung durchführen.

ALBERT WUNDERLI (*schaut Rita verwundert an*) Wie soll ich das verstehen?

RITA MONTEFIORE Wenn deine Patientin hier bei uns auftaucht, diese . . . Wie hieß sie noch?

ALBERT WUNDERLI Patricia Witty.

RITA MONTEFIORE Also, wenn diese Patricia Witty gleich hier auftaucht, werden wir sie befragen, was sie sich mit dem neuen Körper möglicherweise eingehandelt hat. Welche Krankheiten. Welche Probleme. Jeder Körper hat seine Geschichte, Albert. Jeder Körper ist irgendwie gezeichnet.

ERSTER MEDIZINPROFESSOR Ja, jeder Körper hat seine Geschichte.

ZWEITER MEDIZINPROFESSOR Ja, jeder Körper ist irgendwie gezeichnet.

DRITTER MEDIZINPROFESSOR Wo bleibt sie nur, Ihre Patientin, Herr Kollege Wunderli?

ALBERT WUNDERLI (*schaut nervös auf die Uhr*) Sie müsste längst hier sein. Ob ich versuche, sie anzurufen? *Greift zum Telefon.*

MEDIZINPROFESSORIN Sie wird schon kommen, Herr Wunderli. Fahren Sie fort mit Ihrem Bericht. Und zeigen Sie uns weitere Fotos.

ALBERT WUNDERLI Was muss eigentlich mit einem Körper los sein, dass man ihn durch einen anderen ersetzen will – bei Beibehaltung des Kopfes? Nun, die klassische Krankheit ist die Spinale Muskelatrophie, ein seltener Gendefekt, der Nervenfasern zerstört. Dadurch schrumpfen die Muskeln, der Patient endet im Rollstuhl. Er kann auch nicht mehr sprechen, kann nichts mehr selbständig tun.

MEDIZINPROFESSORIN Wenn wir doch solchen Menschen bald helfen könnten!

ALBERT WUNDERLI Können wir ja schon – eben mit der Kopftransplantation. – Meine Patientin nun, Patricia Witty, litt nicht an einer Krankheit, sondern ihr Körper wurde bei einem Bergunfall zerstört. Das nächste Foto hat einer der Rettungssanitäter aufgenommen; ein Hubschrauber mit Arzt und zwei Rettungssanitätern war sofort zur Stelle gewesen.

Das Foto von dem Bergunfall erscheint. Man sieht nur Patricia Wittys Kopf, der Körper ist unter Felsbrocken begraben.

ERSTER MEDIZINPROFESSOR Oh wie schlimm. Man sollte sich überlegen, ob man noch in die Berge zum Wandern geht.

ALBERT WUNDERLI An der Eigernordwand gibt es jedes Jahr zwei Tote.

ZWEITER MEDIZINPROFESSOR Potentielle Patienten.

DRITTER MEDIZINPROFESSOR Der Kopf darf allerdings beim Absturz nicht beschädigt werden.

ALBERT WUNDERLI Es gibt heute gute Schutzhelme.

MEDIZINPROFESSORIN Man kommt als Chirurg wahrscheinlich leichter an Köpfe als an Spenderkörper.

RITA MONTEFIORE Ich sehe schon in einem Saal einen isolierten Kopf neben dem anderen ruhen, alle angeschlossen an medizinische Apparate und auf Spenderkörper wartend. Schaurig!

MEDIZINPROFESSORIN (*scharf*) „Schaurig“ ist kein Wort für Mediziner, Frau Kollegin.

ALBERT WUNDERLI Nun zu dem angekündigten Bananenexperiment. *Greift sich eine Banane, zerquetscht sie. Schaut in die Runde.* Was ist aus der Banane geworden?

ERSTER MEDIZINPROFESSOR Matsche.

ALBERT WUNDERLI Richtig, Matsche. Und nun vergleichen Sie einmal das Rückenmark mit einer Banane. Die meisten seiner Verletzungen sind Quetschungen, und dann können die Nervenfasern nicht wieder zueinanderfinden und zusammenwachsen. Aber nun passen Sie auf: *Er schneidet die zweite Banane durch.* Wenn man den Kopf vom Körper mit einem geraden, scharfen Schnitt trennt, besteht die Möglichkeit, dass die Nervenfasern wieder zusammenwachsen.

RITA MONTEFIORE Tun sie nicht.

ALBERT WUNDERLI Doch, tun sie, Patricia Witty lebt ja. Aber man muss den Nervenfasern helfen, und zwar mit . . .

ERSTER MEDIZINPROFESSOR Mit Polyethylenglykol. Dazu gibt es Rattenversuche.

ZWEITER MEDIZINPROFESSOR. Wenn es bei Ratten geklappt hat, warum soll es nicht bei Menschen klappen?

ALBERT WUNDERLI Es ist richtig, die Rattenversuche mit Polyethylenglykol waren erfolgversprechend. Ich hatte mich im Fall Patricia Wittys allerdings für einen anderen Weg entschieden, um die Nervenfasern zum Zusammenwachsen zu stimulieren.

DRITTER MEDIZINPROFESSOR Für einen anderen Weg entschieden? Gibt es denn einen?

ALBERT WUNDERLI Im Jahr 2014 berichteten polnische Forscher, dass sie einen Querschnittsgelähmten zum Gehen gebracht haben. Zumindest einige Schritte konnte er tun. Die polnischen Kollegen haben nicht auf Polyethylenglykol gesetzt, sondern sie haben dem Patienten Nervenzellen aus der Nase entnommen; mit denen gelang es, die durchtrennten Nervenfasern im Rückenmark zum Wachsen zu bringen.

MEDIZINPROFESSORIN Hochinteressant.

ALBERT WUNDERLI Und ich habe dasselbe gemacht. Ich habe also zunächst aus Patricia Wittys Nase Nervenzellen entnommen.

Albert Wunderli zeigt das nächste Foto. Man sieht wieder Patricia Wittys isolierten Kopf, Albert Wunderli ist über ihn gebeugt (in Operationskleidung, mit Mundschutz) und macht sich mit einer Pinzette an der Nase zu schaffen.

MEDIZINPROFESSORIN Genial, Herr Wunderli, genial! Wann schreiben Sie einen wissenschaftlichen Aufsatz über all diese Dinge?

ALBERT WUNDERLI Er liegt schon fertig in der Schublade. Ich möchte als Krönung noch einen kurzen Erfahrungsbericht der Patientin anfügen. Wo bleibt sie bloß, unsere Patricia Witty?

ERSTER MEDIZINPROFESSOR Sie wird in die Medizingeschichte eingehen!

ZWEITER MEDIZINPROFESSOR Sie wird berühmt werden!

DRITTER MEDIZINPROFESSOR Alle werden sie sehen wollen!

RITA MONTEFIORE Vielleicht will sie das gar nicht. Vielleicht will sie ein ruhiges Leben führen.

ERSTER MEDIZINPROFESSOR Quatsch. Jeder ist gerne berühmt.

ZWEITER MEDIZINPROFESSOR Sie werden jetzt zu einer Berühmtheit, verehrter Herr Kollege Wunderli, und Ihre Patientin – wie hieß sie noch gleich?

ALBERT WUNDERLI Patricia Witty.

ZWEITER MEDIZINPROFESSOR . . . und ihre Patientin Patricia Witty auch.

In diesem Augenblick öffnet sich eine Tür, eine Sekretärin tritt ein.

SEKRETÄRIN Herr Wunderli, Patricia Witty ist am Apparat.

Albert Wunderli springt auf, will aus dem Sitzungszimmer laufen.

SEKRETÄRIN Patricia Witty besteht darauf, dass sie mit Ihnen allen hier im Sitzungszimmer telefoniert. Ihre Stimme muss in Zimmerlautstärke von allen Anwesenden zu hören sein.

ALBERT WUNDERLI In Ordnung, stellen Sie das Gespräch durch.

Nach einer Weile hört man aus dem Telefongerät auf dem Tisch des Sitzungszimmers Patricia Wittys Stimme.

PATRICIA WITTY Nun, Herr Wunderli, haben Sie die Chirurgie-Koryphäen um sich versammelt und sind Sie dabei, ihnen von Ihrem Erfolg zu berichten?

ALBERT WUNDERLI (*nach einigem Zögern*) Ja, wir sitzen hier als Kollegen zusammen und diskutieren über Ihre Operation, deren Gelingen uns glücklich macht. Aber warum kommen Sie nicht?

PATRICIA WITTY Ich bin nicht in Feierstimmung.

RITA MONTEFIORE *(hört genau hin)* Nicht in Feierstimmung? In was für einer Stimmung dann?

PATRICIA WITTY In Todesstimmung.

ERSTER MEDIZINPROFESSOR In Todesstimmung?

ZWEITER MEDIZINPROFESSOR In Todesstimmung? Wie sollen wir das verstehen?

DRITTER MEDIZINPROFESSOR In Todesstimmung? Geben Sie uns eine Erklärung!

PATRICIA WITTY Ich werde mich von dem fremden Körper wieder trennen. Genauer gesagt: trennen lassen. Ich habe dafür einen italienischen Mafia-Killer engagiert. Der wird in Kürze Ihre Operation, Herr Wunderli, wieder rückgängig machen.

RITA MONTEFIORE Kostet zweihunderttausend Euro.

PATRICIA WITTY In meinem Fall zweihundertfünfzigtausend, weil ich den Mafia-Killer noch um einen Sonder-Service gebeten habe, um eine Vergewaltigung.

Albert Wunderli fällt ohnmächtig vom Stuhl, alle springen auf und bemühen sich um ihn.

PATRICIA WITTY Was sind das für Geräusche bei Ihnen im Raum?

MEDIZINPROFESSORIN Sie sind mit Ihrem Scherz zu weit gegangen, Frau Witty. Unser Kollege Wunderli hat das, was Sie gesagt haben, für bare Münze genommen und ist ohnmächtig vom Stuhl gefallen. *Zu ihren Kollegen*: Ein Riechfläschchen hilft in solchen Fällen am besten. Ich habe immer eins dabei, in meiner Handtasche.

Die Medizinprofessorin holt das Riechfläschchen aus ihrer Handtasche, hält es Albert Wunderli unter die Nase, der kommt wieder zu sich, bleibt aber auf dem Boden liegen, auf dem Rücken. Die anderen setzen sich wieder.

ERSTER MEDIZINPROFESSOR Ihre Patientin Patricia Witty hat sich einen Scherz erlaubt, Herr Kollege Wunderli.

ALBERT WUNDERLI (*vom Boden aus, mit schwacher Stimme*) Sagen Sie ihr, sie soll sich entschuldigen.

ZWEITER MEDIZINPROFESSOR Frau Witty, Albert Wunderli verlangt, dass Sie sich entschuldigen.

PATRICIA WITTY **Er** soll sich entschuldigen, **er**! Für so eine verantwortungslose Operation! Er hat mir einen Körper verpasst, mit dem ich nicht leben kann.

RITA MONTEFIORE (*zu den Kollegen*:) Sehen Sie, da haben wir es. (*zu Patricia Witty*:) Und was genau stört Sie an dem neuen Körper, Frau Witty? Zunächst einmal die Tätowierungen, nicht wahr?

PATRICIA WITTY Ja, die Tätowierungen. Aber noch vieles mehr. Ich muss jetzt viel häufiger zur Toilette, Wasser lassen. Nachts schlafe ich nicht mehr durch, ich muss sechs- oder siebenmal.

ALBERT WUNDERLI (*vom Boden aus, mit schwacher Stimme*) Sagen Sie ihr, es gibt eine Abhilfe.

ERSTER MEDIZINPROFESSOR Es gibt eine Abhilfe, Frau Witty!

PATRICIA WITTY So, so. Und worin besteht die?

MEDIZINPROFESSORIN Ich kann Ihnen eine Kuhblase implantieren, die fasst mehr. Mache ich für Sie umsonst, aus Freundschaft zu Albert Wunderli.

PATRICIA WITTY An mir wird kein Chirurg mehr tätig werden, nur noch der besagte Mafia-Killer.

ERSTER MEDIZINPROFESSOR (*zu den anderen*) Sie hat keinen Scherz gemacht, sie meint es ernst.

ZWEITER MEDIZINPROFESSOR (*wendet sich an Albert Wunderli auf dem Boden*) Sie meint es ernst!

ALBERT WUNDERLI Das Riechfläschchen, ich brauche es wieder! Schnell, schnell!

Die Medizinprofessorin kommt wieder mit dem Riechfläschchen. Während sie Albert Wunderli riechen lässt, wendet sich Rita Montefiore an Patricia Witty.

RITA MONTEFIORE Sie wollen sich also von einem Mafia-Killer enthaupten lassen. Habe ich Sie da richtig verstanden, Frau Witty?

PATRICIA WITTY Ja, haben Sie.

RITA MONTEFIORE Und wie passt das mit der Vergewaltigung da hinein?

PATRICIA WITTY Ich will, dass dieser fremde Körper, den ich nicht ausstehen kann, vor seinem Tod geschändet wird.

ALBERT WUNDERLI (*vom Boden aus, mit schwacher Stimme*) Sagen Sie ihr, dass Sie diesem Körper gegenüber eine Verantwortung hat. Er ist ihr von leidgeprüften Eltern anvertraut worden. Für die Eltern lebt, so haben sie mir gesagt, ihre Tochter zusammen mit Patricia Wittys Kopf **weiter**. Ihre Tochter ist also nicht ganz tot.

ERSTER MEDIZINPROFESSOR Frau Witty, unser Kollege Albert Wunderli möchte Ihnen sagen, dass . . .

PATRICIA WITTY Nicht nötig, dass Sie weiterreden, ich habe alles mitgehört.

ZWEITER MEDIZINPROFESSOR Und wie reagieren Sie darauf?

Aus dem Telefonapparat kommt Schweigen.

DRITTER MEDIZINPROFESSOR Frau Witty, wie reagieren Sie auf das, was Albert Wunderli gesagt hat?

MEDIZINPROFESSORIN Frau Witty, Sie haben eine Verantwortung gegenüber diesem Körper. Sie müssen ihn behüten und pflegen. Das sind Sie den Eltern der jungen Frau schuldig.

Aus dem Telefongerät kommt weiterhin Schweigen.

Albert Wunderli rappelt sich auf, hält sich am Tisch fest, tastet sich ganz nah an das Telefongerät heran, spricht direkt hinein.

ALBERT WUNDERLI Frau Witty: Was auch immer Sie tun wollen, tun Sie es erst, nachdem Sie den Eltern der jungen Frau, mit deren Körper Sie nun leben, einen Besuch abgestattet haben. Wenn Sie danach bei Ihrem Entschluss bleiben wollen – bitteschön. Aber dieser vorherige Besuch ist eine Anstandssache. Um diesen Besuch hätte ich Sie ohnehin gebeten, denn die Eltern wünschen ihn. Ich habe den Eltern auch schon Ihren Namen mitgeteilt.

Aus dem Telefongerät kommt weiterhin Schweigen.

ALBERT WUNDERLI Ich gebe Ihnen nun die Adresse der Eltern. Haben Sie etwas zum Schreiben zur Hand?

Licht aus

Vierter Akt

Eine Bergwiese mit vielen Blumen, ein Ferienhaus. Oben ist ein Balkon. Auf der Terrasse vor dem Haus liegen auf Liegestühlen ein Mann und eine Frau, beide sommerlich leicht gekleidet. Der Mann liest in einem Buch, die Frau hat eine Zeitung vor sich. Patricia Witty, ebenfalls leicht gekleidet, taucht auf, nähert sich langsam. Sie trägt ihre Halskrause.

PATRICIA WITTY Herr und Frau Schwab, sind Sie das?

Der Mann und die Frau lassen den Lesestoff sinken, schauen Patricia Witty an.

HERR SCHWAB Ja, das sind wir. Aber treten Sie doch näher. Was führt Sie zu uns? *Steht auf, holt einen Stuhl.* Bitte setzen Sie sich. Etwas zu trinken? Ein Glas Mineralwasser?

PATRICIA WITTY Ja, gern. Der Aufstieg zu Ihnen hat mich durstig gemacht.

Herr Schwab holt Patricia Witty ein großes Glas Mineralwasser. Sie trinkt, trinkt alles auf einmal.

PATRICIA WITTY Ich war zunächst an Ihrem Wohnort und stand vor Ihrem Haus. Nachbarn sagten mir, Sie seien nicht daheim, sondern in Ihrem Ferienhaus in den Bergen. Und so bin ich eben hierher gekommen.

FRAU SCHWAB Ich ahne, wer Sie sind.

HERR SCHWAB Ich auch.

FRAU SCHWAB Sagen Sie nichts, meine Liebe, zeigen Sie uns aber Ihre Oberschenkel und Ihren Rücken.

Patricia Witty zeigt ihnen Oberschenkel und Rücken: die Tätowierungen. Herr und Frau Schwab fallen sich in die Arme.

FRAU SCHWAB Sie ist es, Karl, sie ist es.

KARL SCHWAB Ja, Hanna, sie ist es, unsere Britta. Zumindest ist es ihr Körper.

HANNA SCHWAB (*nimmt Patricia Witty in die Arme*) Frau Witty, danke, dass Sie gekommen sind. Fühlen Sie sich bei uns wie zu Hause.

KARL SCHWAB (*nimmt Patricia Witty ebenfalls in die Arme*) Fühlen Sie sich als Tochter!

PATRICIA WITTY (*verwirrt*) Ich bin überwältigt. So einen Empfang hätte ich nicht erwartet.

HANNA SCHWAB Wir werden ein Zimmer für Sie herrichten. Sie machen doch mit uns ein paar Tage Ferien, oder?

PATRICIA WITTY Ich, ich ...

KARL SCHWAB Einige Tage, keine Widerrede. Wir machen mit Ihnen Wanderungen, wir zeigen Ihnen die Gegend, abends grillen wir auf der Terrasse.

PATRICIA WITTY (*kneift die Beine zusammen*) Entschuldigen Sie, ich ...

HANNA SCHWAB (*lacht*) Sie müssen zur Toilette, das Mineralwasser wegbringen. Ganz unsere Britta. Britta mit der schwachen Blase. Die Toilette ist, wenn Sie ins Haus gehen, gleich links. Und was die Nacht betrifft: Sie bekommen im Obergeschoss ein Zimmer direkt neben der Toilette.

Patricia Witty verschwindet im Ferienhaus.

KARL SCHWAB Sag ihr das mit dem Tee, Hanna.

HANNA SCHWAB Ja, natürlich.

Patricia Witty kommt zurück.

HANNA SCHWAB Frau Witty, unsere Tochter war an der Blase nicht organisch krank, das hat eine gründliche Untersuchung in der Berner Uniklinik ergeben. Der untersuchende Arzt riet ihr, es einfach einmal mit einem Blasen- und Nierentee zu versuchen, der beruhige. Und stellen Sie sich vor, der Tee half tatsächlich. Zumindest ein bisschen.

PATRICIA WITTY Den Tee möchte ich auch versuchen!

KARL SCHWAB Ich glaube, wir haben noch eine Packung, nicht wahr, Hanna?

HANNA SCHWAB Ja, haben wir noch. *Geht und holt die Packung. Patricia Witty schaut sich die Packung an, studiert den Beipackzettel, nickt befriedigt.*

HANNA SCHWAB Nun, möchten Sie eine Tasse trinken?

PATRICIA WITTY Ja, gern.

Hanna Schwab steht auf, geht ins Haus, kommt nach einer Weile mit einer Tasse heißem Wasser zurück, Patricia Witty steckt einen Teebeutel hinein.

HANNA SCHWAB Sie müssen uns viel erzählen, Frau Witty. Von der Operation, die Ihnen das Leben gerettet hat – und auch den Körper unserer Tochter.

PATRICIA WITTY Es dreht sich auf einmal so viel in meinem Kopf. Ich glaube, ich kann im Augenblick nicht erzählen.

HANNA SCHWAB Brauchen Sie auch nicht, Kind. Morgen und übermorgen und überübermorgen ist noch genug Zeit.

PATRICIA WITTY (*trinkt von dem Tee*) Und wenn ich doch sofort wieder gehe? Ich bin eigentlich nur gekommen, um mich kurz vorzustellen.

KARL SCHWAB (*sieht Patricia Witty aufmerksam an*) Nein, Frau Witty, Sie sind nicht nur gekommen, um sich kurz vorzustellen.

HANNA SCHWAB Wie meinst du das, Karl?

PATRICIA WITTY Wie meinen Sie das, Herr Schwab?

KARL SCHWAB Frau Witty, haben Sie eigentlich nach dem Weg gefragt, als Sie hierher zu uns hochstiegen? Unser Ferienhaus liegt ziemlich abseits und ist schwer zu finden. Also, haben Sie unterwegs Leute gefragt?

PATRICIA WITTY (*erstaunt*) Nein, habe ich nicht. Irgendwie kam mir der Weg vertraut vor. Ja, jetzt wird mir das erst bewusst: Der Weg kam mir vertraut vor! So, als wäre ich ihn schon oft gegangen.

KARL SCHWAB Sind Sie ja auch, Frau Witty. Wir haben dieses Ferienhaus schon seit vielen, vielen Jahren, Britta ist unzählige Male hier gewesen.

HANNA SCHWAB Karl, was willst du damit sagen?

KARL SCHWAB Nicht nur unser Gehirn speichert Erinnerungen, Hanna. Auch der Körper tut es. Viele Nervenzellen sitzen zum Beispiel im Bauch, deshalb spricht man ja auch von Bauchgefühl. Frau Witty hat nicht nur ein

Objekt bekommen, das ihr Kopf nun steuert, sie hat auch Nervenzellen und damit Erinnerungsgut von unserer Britta mitbekommen. Deshalb sucht sie bei uns auch ihre eigene Vergangenheit. – Ist es so, Frau Witty?

PATRICIA WITTY Das wird mir alles zu viel. *Trinkt den Tee aus, schlägt dann die Hände vors Gesicht.* Ich weiß nicht mehr, wer ich bin. Wie soll es mit mir weitergehen? Britta, ich könnte auch Britta heißen. Aber ich heiße Patricia. Oder?

HANNA SCHWAB (*legt ihr den Arm um die Schulter*) Beruhigen Sie sich, Kind. Es ist doch verständlich, dass der Besuch bei uns Sie aufwühlt.

PATRICIA WITTY (*nimmt die Hände vom Gesicht*) Ich muss Ihnen ein Geständnis machen. Ich habe etwas Schlimmes vor. Ich . . .

HANNA SCHWAB Pst, wir sprechen jetzt nicht von Schlimmem. Wir haben so viel Schlimmes erlebt, Sie und wir, jetzt wird gefeiert. Karl, hol uns eine Flasche Wein!

Karl Schwab geht ins Haus, kommt mit einer Flasche Wein und drei Gläsern wieder, schenkt ein, man stößt an, trinkt.

KARL SCHWAB Frau Witty, ich würde gern einen Test mit Ihnen machen. Der soll das bestätigen, was ich eben gesagt habe: das mit den Nervenzellen im Bauch, die Erinnerungen gespeichert haben.

HANNA SCHWAB Einen Test?

PATRICIA WITTY Einen Test? Und was soll ich tun?

KARL SCHWAB Einfach nur dies: zulassen, dass ich Ihnen die Augen verbinde.

PATRICIA WITTY Ich verstehe zwar den Sinn nicht, aber tun Sie es.

Karl Schwab holt aus dem Ferienhaus ein Tuch und verbindet Patricia Witty die Augen.

HANNA SCHWAB Ich bin gespannt.

Karl Schwab geht zu Hanna und flüstert ihr etwas ins Ohr.

HANNA SCHWAB (*laut*) Aha! Ja, die Idee ist gut!

Karl Schwab geht wieder ins Haus, kommt mit einem übergroßen Plüschbären zurück, drückt ihn Patricia Witty in die Arme. Setzt sich dann, sagt nichts, beobachtet Patricia Witty aber aufmerksam.

PATRICIA WITTY (*betastet den Bären*) Oh, das ist doch, das ist doch ... *Drückt das Plüschtier fest an sich.* Oh das ist doch Balu, mein geliebter Bär!

HANNA SCHWAB Ja, das ist Balu aus dem Dschungelbuch. Britta hat ihm diesen Namen gegeben.

PATRICIA WITTY (*reißt sich das Tuch von den Augen*) Balu, Balu ... Dieser Name ist in mir gespeichert! Stellen Sie sich das vor!

KARL SCHWAB Das verwundert mich nicht.

PATRICIA WITTY Jetzt weiß ich wirklich nicht mehr, wer ich bin. Bin ich Patricia oder Britta?

KARL SCHWAB Sie sind eine Mischung, Frau Witty.

PATRICIA WITTY Ich will aber keine Mischung sein! Ich will **ich** sein!

KARL SCHWAB Wir sind alle Mischungen, in uns stecken Mutter und Vater. Bei Ihnen kommt jetzt noch eine dritte Person hinzu. Was Sie „Ich" nennen, ist dann das, was Sie aus diesen Vorgegebenheiten machen. Sie müssen sich jetzt, wo Sie Britta in sich haben, neu justieren.

HANNA SCHWAB Mein Mann ist Philosoph, Frau Witty.

KARL SCHWAB Nicht direkt. Ich unterrichte Deutsch und Philosophie am Gymnasium.

HANNA SCHWAB Er legt sehr viel Wert auf Bildung, er ist ständig dabei, mich zu belehren, er weiß ja so viel.

KARL SCHWAB Hanna!

HANNA SCHWAB Aber Britta legte keinen Wert auf Bildung. Sie wurde Tierpflegerin im Basler Zoo.

PATRICIA WITTY Tierpflegerin? Ich beginne etwas zu ahnen. Die Tätowierungen ...

HANNA SCHWAB Die beiden Affen, deren Köpfe Sie auf Ihren Oberschenkeln haben, sind Zwillinge. Die Mutter hatte sie verstoßen, da zog Britta sie mit der Flasche auf. Süße Tierchen! Wir haben sie oft gesehen.

PATRICIA WITTY (*hält die Hände vor die Augen, denkt nach*) Eine Erinnerung steigt in mir auf. Ich sehe, ich sehe ...

Hanna und Karl Schwab schauen Patricia Witty gespannt an.

PATRICIA WITTY Ich sehe eine junge Giraffe.

HANNA SCHWAB Ja, die junge Giraffe, die auf Ihrem Rücken ist.

PATRICIA WITTY Sie wurde auch von ihrer Mutter verstoßen.

HANNA SCHWAB Ja. Und Britta hat auch sie mit der Flasche großgezogen.

PATRICIA WITTY Die Tätowierungen haben also einen tiefen Sinn.

HANNA SCHWAB Ja. Britta wollte die Tiere immer bei sich tragen. Sie war ja sozusagen ihre Mutter.

PATRICIA WITTY Und ich ... *Schluchzt. Dann bricht es aus ihr heraus*: Ich war so wütend auf die Tätowierungen. Aber jetzt ... *Schluchzt wieder.*

HANNA SCHWAB (*legt den Arm um Patricia Witty*) Man kann Tätowierungen wieder wegmachen, Kind.

PATRICIA WITTY (*heftig*) Nein, nein, die Tätowierungen gehören dazu.

KARL SCHWAB Gehören zu Ihrem neuen Ich.

PATRICIA WITTY Ich möchte Fotos sehen. Fotos von Britta und von ihren Tieren.

KARL SCHWAB Wir haben doch Fotoalben hier, Hanna, oder?

HANNA SCHWAB Ich glaube ja, aber wo sind sie? Hilfst du mir suchen?

Hanna und Karl Schwab gehen ins Haus.

PATRICIA WITTY (*steht auf, geht umher*) Ob mich der Mafia-Killer auch hier findet? Ja natürlich findet er mich auch hier. Er müsste jetzt kommen, jetzt in diesem Augenblick. Er müsste mich bei der Hand fassen und mit sich nehmen, ich würde willig folgen. Diese Leute sind so lieb, aber ich sitze in der Falle. All das, was ich bisher war, ist ins Wanken geraten, ich bin nicht mehr ich. Der Tod ist noch viel, viel nötiger, als ich dachte, er ist die einzige Lösung. *Ruft halblaut Richtung Tal*: Signore Mafia-Killer, kommen Sie und erlösen Sie mich! Kommen Sie **jetzt**!

Hanna und Karl Schwab erscheinen mit Fotoalben.

KARL SCHWAB Mir war, als hätten Sie etwas gerufen, Frau Witty.

PATRICIA WITTY Nein, nein, Sie haben sich getäuscht. Zeigen Sie mir die Fotos, ich bin sehr gespannt. Ich möchte mehr erfahren über Britta, mit der ich jetzt leben werde.

Die drei setzen sich zusammen, schauen Fotos an.

STIMME DES MAFIA-KILLERS Sie wird mit Britta leben, sagt sie? Ja, aber nicht mehr lange. Ich bin schon auf dem Weg zu ihr. Ein abgelegenes Ferienhaus – kein schlechter Ort für einen Mord. Am Morgen finden diese Schwabs Patricia Witty enthauptet im Bett. Und der Kopf ist weg. Vom Mörder mitgenommen.

STIMME ALBERT WUNDERLIS Sie versöhnt sich mit ihrem Körper. Sie ist dabei, sich eine neue Identität aufzubauen. Sie will leben.

STIMME DES MAFIA-KILLERS Sie will sterben. Das hat sie ausdrücklich bekundet, und es gibt kein Zurück.

STIMME ALBERT WUNDERLIS Jeder Schritt, den sie auf Britta zugeht, ist ein Schritt ins Leben hinein.

Die drei schauen weiterhin Fotos an. Patricia Witty lacht hin und wieder hell auf.

PATRICIA WITTY (*zwischendurch*) Ich muss übrigens nicht zur Toilette, den Wein wegbringen. Der Tee wirkt.

HANNA SCHWAB Na, sehen Sie.

STIMME DES MAFIA-KILLERS Der Todeswunsch bleibt – trotz dieses freundschaftlichen Getues.

STIMME ALBERT WUNDERLIS Der Lebenswunsch wird sich durchsetzen.

STIMME DES MAFIA-KILLERS Todeswunsch!

STIMME ALBERT WUNDERLIS Lebenswunsch!

STIMME DES MAFIA-KILLERS Tod!

STIMME ALBERT WUNDERLIS Leben!

Die drei sehen weiterhin Fotos an.

KARL SCHWAB Sie bleiben doch die nächsten Tage, Frau Witty, oder?

PATRICIA WITTY Ich habe keine Kleidung dabei, keine Unterwäsche, nichts.

HANNA SCHWAB Alles ist da. Von Britta. Der Kleiderschrank ist voll.

Die drei sehen weiterhin Fotos an, Patricia Witty lacht wieder hell auf.

STIMME DES MAFIA-KILLERS Sobald sie wieder alleine ist, schlägt der Todeswunsch voll durch. Die Schwabs brauchen nur in die Küche zu gehen, um dort irgendetwas zu machen, vielleicht das Abendessen vorbereiten. Patricia Witty bleibt allein auf der Terrasse – und schon wird sie wieder nach mir rufen.

STIMME ALBERT WUNDERLIS Sie ist auf dem Weg zurück ins Leben. Die Schwabs helfen ihr dabei. Sie muss sich mit der Person, deren Körper sie nun hat, beschäftigen und befreunden. Dass so ein Prozess nötig ist, hatte ich nicht auf der Rechnung gehabt. Jetzt weiß ich es besser. Bei künftigen Kopftransplantationen werde ich von Anfang an einen Psychologen mit heranziehen.

STIMME DES MAFIA-KILLERS Todeswunsch! Tod!

STIMME ALBERT WUNDERLIS Lebenswunsch! Leben!

STIMME DES MAFIA-KILLERS Wie auch immer, die Sache ist entschieden. Ich werde das letzte Wort haben. „Enthauptung in einem Ferienhaus. Mörder mit dem abgetrennten Kopf verschwunden“ – so wird es auf den Titelseiten der Schweizer Zeitungen stehen. Ich werde in der Alpenrepublik für Grauen sorgen.

PATRICIA WITTY (*deutet auf ein Foto*) Wer ist dieser junge Mann?

HANNA SCHWAB Das ist Artur, Brittas Freund.

PATRICIA WITTY Er scheint sehr nett zu sein. Und sieht gut aus.

KARL SCHWAB Wir haben ihn sehr gemocht. Er arbeitet als Schreiner. Britta und Artur – das war eine große Liebe. Die beiden wollten in Kürze heiraten.

PATRICIA WITTY Wie hat Artur auf den Verlust seiner Freundin reagiert?

HANNA SCHWAB Er war am Boden zerschmettert. Und ist es immer noch. Er sagt, er könne sich nie mehr einer anderen Frau nähern. Was ich schade finde. – Aber wissen Sie was, meine Liebe? Es wird allmählich Zeit fürs Abendessen. Mein Mann und ich werden es vorbereiten.

PATRICIA WITTY Kann ich Ihnen behilflich sein?

HANNA SCHWAB Ja, können Sie. Hinter dem Ferienhaus ist ein kleiner Gemüsegarten, holen Sie dort Petersilie und Schnittlauch für einen Frischkäse.

Patricia Witty geht hinter das Haus.

HANNA SCHWAB Karl, ich wollte sie weghaben, weil ich dir etwas sagen will.

KARL SCHWAB Ich ahne auch, was.

HANNA SCHWAB Wie sagst du immer scherzhaft? „Zwei Doofe, ein Gedanke.“

KARL SCHWAB Ja, Hanna. Zwei Doofe, ein Gedanke, nämlich: Man müsste Patricia Witty und Artur zusammenbringen.

HANNA SCHWAB Ja. Und wie?

Beide überlegen.

KARL SCHWAB Er müsste hierher kommen.

HANNA SCHWAB Aber wie können wir ihn herlocken? Und am besten wären wir beide, wenn er kommt, fort. Er sollte nur auf Patricia Witty stoßen.

KARL SCHWAB Am Ferienhaus gibt es doch etwas zu reparieren, Hanna! Die undichte Stelle am Dach.

HANNA SCHWAB Wir bestellen ihn für morgen. Und er soll sein Werkzeug mitbringen.

KARL SCHWAB Jetzt brauchen wir nur noch einen Grund dafür, dass wir plötzlich verschwinden. Kurz bevor er kommt.

HANNA SCHWAB Deine Schwester hat einen Herzinfarkt bekommen.

KARL SCHWAB Schon wieder? Sie hatte doch erst vor einer Woche einen, als wir die Meyers besuchen sollten und nicht wollten.

HANNA SCHWAB Sie hat eben einen zweiten erlitten.

Licht aus

Licht wieder an

Noch immer das Ferienhaus der Schwabs. Auf der Terrasse wird zu Abend gegessen.

KARL SCHWAB Der Frischkäse ist ausgezeichnet.

HANNA SCHWAB Ja, dank der Kräuter, mit denen Patricia ihn angerichtet hat.

KARL SCHWAB So saßen wir immer mit Britta zusammen – bis sie diese fürchterliche Krankheit bekam.

PATRICIA WITTY Was war das für eine Krankheit?

HANNA SCHWAB Wir sprechen nicht gern davon; nur soviel: Sie hat sich bei ihrer Arbeit im Basler Zoo eine Infektion zugezogen, eine sehr seltene, aber schlimme. Ihr ganzes Hirn wurde von dem Erreger zerfressen. – Doch nun zu Ihnen, Patricia, wir wissen gar nichts über Sie. Aus was für einer Familie kommen Sie?

PATRICIA WITTY (*winkt ab*) Da gibt es nicht viel zu erzählen. Mein Vater ist ein reicher Unternehmer, aber wir sind völlig zerstritten. Meine Mutter war ein Flittchen, dem er rasch ein Kind gemacht hat, mich. Kindheit und Jugend habe ich in Heimen verbracht, das ist alles. An was es allerdings nie mangelte, war Geld. Ich habe freie Verfügung über die Konten meines Vaters. Deshalb konnte ich auch ohne Weiteres zweihundertfünfzigtausend Euro . . . *Hört auf zu reden, schlägt sich die Hand vor den Mund.*

HANNA SCHWAB (*war gerade damit beschäftigt, ihren Mann zu bedienen*) Was wollten Sie sagen?

PATRICIA WITTY Oh, nichts, nichts.

KARL SCHWAB Zweihundertfünfzigtausend Euro? Wofür waren die?

PATRICIA WITTY Für die Operation.

KARL SCHWAB Ja, natürlich. Und nun leben Sie weiter mit Brittas Körper. Wissen Sie was? Fühlen Sie sich einfach als unsere Tochter. So haben Sie eine neue Familie.

PATRICIA WITTY Sie sind so nett, so lieb, aber ich kann nicht, ich kann nicht. *Schluchzt.* Sie wissen ja nicht, was in mir vorgeht und was für eine Entscheidung ich getroffen habe.

HANNA SCHWAB (*zu ihrem Mann*) Wir müssen ihr Zeit lassen, Karl. Sie ist so aufgewühlt. *Zu Patricia Witty*: Die Tage bei uns werden Ihnen guttun. Sie werden zur Ruhe kommen und zu sich selber finden.

PATRICIA WITTY Entschuldigen Sie mich, ich muss eine Weile allein sein. *Läuft ins Haus.*

HANNA SCHWAB Etwas stimmt nicht, Karl.

KARL SCHWAB Was?

HANNA SCHWAB Sie wurde in der Schweiz operiert, bei Dr. Wunderli. In der Schweiz zahlt man mit Franken, nicht mit Euro. Und außerdem scheinen mir zweihundertfünfzigtausend Euro eine zu geringe Summe für eine solche Operation zu sein.

KARL SCHWAB Hanna, ich bin deiner Meinung: Etwas stimmt nicht.

HANNA SCHWAB Karl, schau mal dort. *Zeigt zur linken Seite der Bühne.* Ich meine, da hinten jemanden gesehen zu haben. Einen Mann mit einem schwarzen Hut.

KARL SCHWAB (*schaut in die angegebene Richtung*) Ich sehe niemanden.

Für einen kurzen Augenblick taucht der Mafia-Killer auf. Er trägt eine Plastiktasche.

KARL SCHWAB Doch, da war jemand! Ein Mann mit einem schwarzen Hut.

HANNA SCHWAB Im Hochsommer trägt man keinen schwarzen Hut.

KARL SCHWAB Die Bauern hier tragen Hüte.

HANNA SCHWAB Das war kein Bauer. Außerdem hatte er eine Plastiktasche in der Hand. Bauern laufen nicht mit Plastiktaschen herum.

KARL SCHWAB Seltsam.

HANNA SCHWAB Karl, ich habe ein ungutes Gefühl. Eine Vorahnung. Es wird etwas passieren.

KARL SCHWAB Es wird nichts passieren, wir leben in der friedlichen Schweiz.

Licht aus

Mondlicht

Noch immer das Ferienhaus der Schwabs. Es ist Nacht, am Himmel steht der Vollmond. In der unteren Etage des Ferienhauses brennt Licht. Man sieht durch ein Fenster, wie Karl und Hanna Schwab einander gegenübersitzen und diskutieren. Man hört ihre Stimmen nicht, aber man sieht ihre Gesten. Sie haben eine Flasche Wein und Gläser auf dem Tisch, hin und wieder wird getrunken. Auf der Terrasse stehen die Gartenmöbel. Auf dem Balkon befindet sich Patricia Witty im weißen Nachthemd und schaut in die Gegend hinein – so, als suche sie jemanden. Der Mafia-Killer, erkennbar am schwarzen Hut, schleicht sich heran, hat seine Plastiktasche dabei. Am Ferienhaus angekommen, nimmt er Deckung auf der Terrasse: Er kauert sich hinter einen Stuhl. Und schaut nach oben, wo Patricia Witty ist.

PATRICIA WITTY (*mit leiser Stimme*) Guten Abend, Signore Mafia-Killer.

MAFIA-KILLER (*aus seiner kauernden Position heraus, ebenfalls mit leiser Stimme*) Es ist nicht mehr Abend, Signorina, es ist ein Uhr in der Nacht.

PATRICIA WITTY Also: Guten Morgen.

MAFIA-KILLER Guten Morgen.

PATRICIA WITTY Sie befinden sich in keiner bequemen Position.

MAFIA-KILLER Nein, wirklich nicht. Ich bin nicht mehr der Jüngste, ich habe Arthrose in den Knien, da fällt mir eine solche hockende Position schwer. Hoffen wir, dass diese Leute bald ins Bett gehen und ich zu Ihnen hoch kann.

PATRICIA WITTY Ja, hoffen wir das. Wie sind Sie übrigens ausgerüstet? Was haben Sie in der Plastiktasche?

Der Mafia-Killer holt aus der Plastiktasche ein Beil, zeigt es Patricia Witty.

PATRICIA WITTY Aha, ein Beil. Wahrscheinlich besser als ein Schlachtermesser. Eine kurze, rasche Bewegung Ihrerseits, und alles ist vorbei, ich bin erlöst. Bin von meinem Dilemma befreit. Dieses Dilemma ist noch schlimmer geworden, seit ich hier bei diesen Leuten bin.

MAFIA-KILLER Eine kurze, rasche Bewegung, ja. Aber vorher kommt noch die Vergewaltigung, Signorina. Dafür haben Sie fünfzigtausend Euro bezahlt.

PATRICIA WITTY Ach ja, die Vergewaltigung.

MAFIA-KILLER Aber Moment mal, das wird schwierig. Wenn Sie schreien, hören es die Leute. Ich müsste Ihnen den Mund verbinden.

PATRICIA WITTY Ja, Sie müssten mir den Mund verbinden.

MAFIA-KILLER Aber ich habe nichts zum Mundverbinden dabei.

PATRICIA WITTY Ich schaue rasch im Badezimmer nach, ob ich was finde.

Patricia Witty verschwindet vom Balkon, kommt nach einer Weile wieder.

PATRICIA WITTY Ich habe eine Mullbinde und Heftpflaster gefunden. Wird es damit gehen?

MAFIA-KILLER Ja natürlich. Sie werden stöhnen vor Lust und Schmerz, aber Sie werden nicht schreien können.

PATRICIA WITTY Ich bin gespannt. *Nach einer Weile*: Und wie wäre es, wenn wir es zweimal machen?

MAFIA-KILLER Zweimal machen? Wie meinen Sie das?

PATRICIA WITTY Nun, heute Nacht machen Sie nur eine Vergewaltigung und verschwinden wieder. Morgen Nacht dann: Vergewaltigung mit Enthauptung.

MAFIA-KILLER Sie haben Wünsche! Nein, nein, ich mache beides in einem Abwasch. Zweimal kommen, das ist doppeltes Risiko. Außerdem haben Sie nur für eine Vergewaltigung bezahlt, begnügen Sie sich mit der.

PATRICIA WITTY Sie sind kein Gentleman. Können Sie einer jungen Frau nicht einmal einen Gefallen tun?

MAFIA-KILLER Signorina, ich übe meinen Beruf aus, ein hartes Gewerbe. Ich habe die Recherchen gemacht, um Sie zu finden, habe die anstrengende Reise hinter mir, den anstrengenden Aufstieg hier auf die Höhe – mir ist wahrlich nicht danach zumute, noch irgendwelche Extra-Sachen zu machen. Ich erledige den Job, für den ich bezahlt wurde, und damit basta.

PATRICIA WITTY Ich meinte ja nur . . . *Hebt das Nachthemd, ist darunter nackt. Dreht sich einmal im Kreis.*

MAFIA-KILLER Auch so kriegen Sie mich nicht rum, Signorina.

PATRICIA WITTY Schade.

MAFIA-KILLER Meine Knie, meine Knie! Hoffentlich gehen die Leute bald ins Bett.

Mondlicht weg, Bühne dunkel

Wieder Mondlicht

Die Szene ist noch immer dieselbe. Auf dem Balkon steht Patricia Witty im weißen Nachthemd, auf der Terrasse kauert der Mafia-Killer hinter dem Stuhl. Hinter dem erleuchteten Fenster diskutieren Karl und Hanna Schwab.

MAFIA-KILLER Es ist zwei Uhr, eine Stunde warte ich jetzt. Meine Knie, meine Knie! Wann gehen die Leute endlich ins Bett?

PATRICIA WITTY Und mir wird langsam kalt. Trotz der Hochsommernacht.

MAFIA-KILLER Diese Schwabs scheinen Nachtmenschen zu sein.

PATRICIA WITTY Wir müssen noch etwas Geduld haben.

Mondlicht weg, Bühne dunkel

Wieder Mondlicht

Die Szenerie ist dieselbe wie vorher.

MAFIA-KILLER Es ist drei Uhr. Meine Knie, meine Knie! Ich glaube, sie sind für immer steif. Diese Leute scheinen die Nacht durchzudiskutieren.

PATRICIA WITTY Kommen Sie zu mir hoch, auch wenn die Leute noch nicht im Bett sind.

MAFIA-KILLER Spinnen Sie? Ein solches Risiko gehe ich nicht ein. Würden die Schwabs mich entdecken, müsste ich auch sie umbringen. Aber einen zusätzlichen Doppelmord kann ich mit meinem Gewissen nicht vereinbaren. Und Sie wollen ihn sicher auch nicht, oder?

PATRICIA WITTY Natürlich nicht.

MAFIA-KILLER Na bitte. Also verschieben wir die Sache auf die nächste Nacht.

PATRICIA WITTY Wir könnten alles ganz leise machen. Sie klettern hier am Balkon hoch, gehen nicht durch das Haus, öffnen keine Türen. Ich drehe aus meinem Nachthemd ein Seil, das halte ich Ihnen nach unten.

MAFIA-KILLER Nein, nein.

PATRICIA WITTY Bitte! *Zieht das Nachthemd aus, dreht aus ihm ein Seil.* Seien Sie kein Feigling, klettern Sie hoch!

MAFIA-KILLER Binden Sie das obere Ende des Nachthemd-Seils an der Balkonbrüstung fest.

Patricia Witty tut es. Der Mafia-Killer erhebt sich mit allergrößter Mühe, hält sich vor Schmerzen die Knie.

MAFIA-KILLER Stundenlang habe ich in gebückter Haltung ausgeharrt, Signorina. So etwas musste ich noch bei keinem Job tun.

Der Mafia-Killer begibt sich zu dem Nachthemd-Seil, fängt an zu klettern.

PATRICIA WITTY Sie haben das Beil vergessen.

MAFIA-KILLER Ach ja. *Lässt sich wieder runter, holt das Beil, hat jetzt aber nur einen Arm zum Klettern und kommt nicht hoch.*

PATRICIA WITTY Werfen Sie das Beil nach oben!

Der Mafia-Killer wirft es nach oben. Es kracht gegen die Hauswand und fällt auf den Balkon. Auf der unteren Etage wird das Fenster geöffnet, Karl und Hanna Schwab schauen hinaus. Der Mafia-Killer rennt hinkend weg, fasst sich vor Schmerzen an die Knie. Patricia Witty zieht das Nachthemd-Seil rasch nach oben.

HANNA SCHWAB Karl, das war dieser Mann mit dem schwarzen Hut. Ich wusste doch, es wird etwas passieren.

KARL SCHWAB Wir müssen die Polizei verständigen.

HANNA SCHWAB Telefonier du; ich gehe nach oben, nachschauen, ob Patricia Witty in Ordnung ist.

KARL SCHWAB Wir leben doch in der friedlichen Schweiz, wir leben doch in der friedlichen Schweiz . . .

Mondlicht weg, Bühne dunkel

Licht an

Noch immer das Ferienhaus der Schwabs. Auf dem Dach befindet sich Artur und führt die Reparatur durch. Patricia Witty sitzt auf der Terrasse und liest in einem Buch. Sie trägt Shorts. Man hört das Knattern eines Mopeds – dann sieht man das Moped auch. Es kommt von links, ein Polizist mit Schirmmütze fährt es. Der Polizist stellt das Moped an der Terrasse ab, baut sich vor Patricia Witty auf, salutiert (legt militärisch die flache Hand an die Schirmmütze).

POLIZIST Gestatten, Vögeli, Dorfpolizist.

Patricia Witty steht auf, salutiert ebenfalls, legt ebenfalls militärisch die flache Hand an die Stirn. Artur hört auf zu arbeiten und schaut sich von oben alles an.

PATRICIA WITTY Gestatten, Patricia Witty, Millionärstochter.

POLIZIST Man hat in der letzten Nacht bei mir in der Wache angerufen und auf dem Anrufbeantworter einen Hilferuf hinterlassen. Als ich heute Morgen den Anrufbeantworter abhörte, bin ich sofort aufgebrochen, um Ihnen zu Hilfe zu eilen. Also, was ist los?

PATRICIA WITTY Ich weiß von keinem Anruf bei Ihnen.

POLIZIST Moment mal, es war ja auch eine Männerstimme, die gesprochen hat. Wo ist der Herr?

PATRICIA WITTY Sie meinen sicher Herrn Schwab. Er ist vor einer Stunde zusammen mit seiner Frau zum Krankenhaus Luzern aufgebrochen. Seine Schwester hat einen Herzinfarkt erlitten.

POLIZIST So, so, Herzinfarkt. Und weshalb hat Herr Schwab mitten in der Nacht angerufen?

PATRICIA WITTY Das weiß ich nicht.

POLIZIST Ist in der letzten Nacht hier etwas Auffälliges passiert?

PATRICIA WITTY Nicht, das ich wüsste.

Der Polizist geht umher, schaut auf den Boden, sucht die Gegend ab. Plötzlich bückt er sich, hebt eine Plastiktasche auf, sieht sie genau an, schwenkt sie dann triumphierend.

POLIZIST Schauen Sie, diese Plastiktasche hat einen Aufdruck auf Italienisch. Sie stammt aus einem Geschäft in Neapel. Seltsam, seltsam. Können Sie etwas dazu sagen?

PATRICIA WITTY (*zuckt mit den Schultern*) Nein, kann ich nicht.

POLIZIST Weshalb tragen Sie eigentlich diese steife Halskrause?

PATRICIA WITTY Ich habe mir den Nacken verrenkt.

POLIZIST Auf Ihren Oberschenkeln sind ungewöhnliche Tätowierungen: Affenköpfe.

PATRICIA WITTY Ich liebe Tiere.

POLIZIST So, so. Und wie haben Sie die Nacht verbracht? Haben Sie gut geschlafen?

PATRICIA WITTY Ja, sehr gut. Ich musste keinmal zur Toilette.

POLIZIST So, so. Ich muss nachts auch nicht zur Toilette. Und ein Geräusch gehört haben Sie auch nicht?

PATRICIA WITTY Nein.

POLIZIST Seltsam, seltsam. Ich will einmal auf den Balkon und von dort aus in die Gegend schauen.

Der Polizist geht ins Haus, man sieht ihn nach einer Weile auf dem Balkon.

POLIZIST Hier auf dem Balkon liegt ein Beil! *Hebt es hoch, zeigt es Patricia Witty.*

PATRICIA WITTY Wie kommt das denn dorthin?

POLIZIST Das frage ich Sie!

ARTUR (*vom Dach aus*) Das ist meine Zimmermannsaxt. Sie ist mir auf den Balkon gefallen.

POLIZIST (*schaut sich das Beil genau an*) Hier steht: „Made in Italy“.

ARTUR Ja, made in Italy. Ich habe diese Zimmermannsaxt aus Italien mitgebracht. Ich habe sie bei einem Trödler gekauft, sie war ganz billig. Ich brauchte gerade eine neue.

POLIZIST So, so. *Legt das Beil wieder auf den Balkon, geht hinunter auf die Terrasse. Zu Patricia Witty*: Bestellen Sie Herrn Schwab, dass ich eine genaue amtliche Untersuchung durchgeführt habe, aber nichts finden konnte, was auf eine Straftat oder den Versuch einer Straftat hindeutet.

PATRICIA WITTY Mache ich.

Der Polizist salutiert wieder, Patricia Witty salutiert zurück. Dann setzt sich der Polizist auf sein Moped und knattert davon.

PATRICIA WITTY (*setzt sich wieder, hebt den Kopf zu Artur*) Danke, dass Sie mir aus der Patsche geholfen haben.

ARTUR Gern geschehen. *Klettert vom Dach, setzt sich auf der Terrasse auf einen Stuhl Patricia Witty gegenüber.* Ich kombiniere: Sie wollen mit Brittas Körper nicht weiterleben. Sie haben einen Mafia-Killer engagiert, der Sie mit einem Beil enthaupten soll. In der letzten Nacht sollte es geschehen, der Mafia-Killer war hier, aber aus irgendeinem Grund ist die Sache missglückt. War es so?

PATRICIA WITTY Ja, es war so.

ARTUR Warum wollen Sie nicht weiterleben?

PATRICIA WITTY Ach, das verstehen Sie nicht. Das versteht keiner.

ARTUR Sprechen Sie mir nach: „Ich bin Britta."

PATRICIA WITTY Was verlangen Sie da von mir?

ARTUR „Ich bin Britta" – los, sagen Sie es!

PATRICIA WITTY Nein, nein!

Artur steht auf, nimmt Patricia Witty bei der Hand und zieht auch sie hoch, bleibt ganz dicht vor ihr stehen, nur wenige Zentimeter.

ARTUR „Ich bin Britta" – los, sagen Sie es!

PATRICIA WITTY Nein, nein!

Artur presst sie an sich, küsst sie mit aller Leidenschaft, sie wehrt sich nicht. Artur bleibt dann weiter ganz dicht vor ihr stehen.

ARTUR Sag, dass du Britta bist.

PATRICIA WITTY (*leise*) Ich bin Britta.

ARTUR Lauter!

PATRICIA WITTY (*etwas lauter*) Ich bin Britta.

Artur presst sie wieder an sich, küsst sie wieder mit aller Leidenschaft, sie wird auch leidenschaftlich. Die Halskrause stört, sie macht sie ab, wirft sie fort. Nach der Umarmung bleibt Artur weiterhin ganz dich vor Patricia Witty stehen.

ARTUR Schrei es laut hinaus: „Ich bin Britta!“

PATRICIA WITTY (*schreit es laut hinaus*) Ich bin Britta!

ARTUR Noch einmal!

PATRICIA WITTY Ich bin Britta!

ARTUR Und jetzt sag zu mir: „Du bist mein Freund, ich will mit dir schlafen.“

PATRICIA WITTY (*leise*) Du bist mein Freund, ich will mit dir schlafen.

ARTUR Sag es lauter.

PATRICIA WITTY (*in normaler Lautstärke*) Du bist mein Freund, ich will mit dir schlafen.

ARTUR Sag: „Ich will es jetzt gleich.“

PATRICIA WITTY Ich will es jetzt gleich.

Artur nimmt Patricia Witty bei der Hand, zieht sie hinter sich her ins Haus. Sie ist widerwillig, folgt aber.

Licht aus

Licht wieder an

Noch immer das Ferienhaus der Schwabs. Karl und Hanna Schwab nähern sich.

HANNA SCHWAB (*in Richtung Haus*) Artur und Patricia, wo seid ihr?

Artur und Patricia Witty stecken die Köpfe aus einem der oberen Fenster. Patricia Witty trägt die Halskrause nicht mehr.

ARTUR Wir sind hier oben. Aber ihr müsst in Zukunft nicht mehr „Patricia“ sagen, sondern „Britta“.

HANNA SCHWAB Wirklich?

PATRICIA WITTY Ja, wirklich.

ARTUR Wie geht es deiner Schwester, Karl?

KARL SCHWAB Ach ja, meine Schwester. Sie hat den Herzinfarkt gut überstanden und befindet sich auf dem Weg der Besserung.

HANNA SCHWAB Kommt ihr herunter? Wir könnten zusammen auf der Terrasse einen Kaffee trinken. *Schaut auf die Uhr.* Nein, es ist bereits Mittagszeit. Ich koche schnell etwas, und dann essen wir auf der Terrasse.

PATRICIA WITTY Ich helfe dir beim Essenmachen, Hanna.

HANNA SCHWAB Oh, danke, Patricia.

ARTUR Sag: „Britta".

HANNA SCHWAB Danke, **Britta**.

Oben geht das Fenster zu. Karl und Hanna Schwab sehen sich an.

HANNA SCHWAB Es hat geklappt zwischen den beiden.

KARL SCHWAB Ja, es hat geklappt. Und mehr noch: Wir haben wieder eine Tochter.

HANNA SCHWAB Ja, wir haben wieder eine Tochter.

Licht aus

Licht wieder an

Hanna Schwab, Karl Schwab, Artur und Patricia Witty sitzen auf der Terrasse des Ferienhauses und essen zu Mittag. Die unteren Fenster sind geöffnet.

HANNA SCHWAB Nun, schmiedet ihr bereits Zukunftspläne?

ARTUR (*legt den Arm um Patricia Witty*) Es gibt ein Problem, leider.

KARL SCHWAB Raus mit der Sprache, wo drückt der Schuh?

Artur und Patricia Witty schauen sich an.

ARTUR Sag es ihnen.

PATRICIA WITTY Nein, das kann ich nicht.

ARTUR Sie müssen es erfahren. Wenn du es ihnen nicht sagst, dann ich.

PATRICIA WITTY (*steht auf, läuft ins Haus*) Ich will nicht sterben! Jetzt nicht mehr, jetzt nicht mehr! Ich bin doch jetzt Britta! (*Die letzten Worte hört man aus dem Haus heraus durch die geöffneten Fenster.*)

ARTUR (*ruft ins Haus hinein*:) Wir finden einen Weg, Britta! Wir finden einen Weg, um diesen Kerl abzuschütteln!

PATRICIA WITTY (*von innerhalb des Hauses, ohne sich am Fenster zu zeigen*) Es gibt keinen Weg! Ich bin des Todes! Oh nein, oh nein!

ARTUR **Patricia** ist des Todes, nicht **Britta**!

PATRICIA WITTY Patricia, Britta – das macht keinen Unterschied!

ARTUR Doch!

PATRICIA WITTY Mach das mal dem Mafia-Killer klar!

ARTUR Man muss ihm einen Brief schreiben. Man muss ihm mitteilen, dass Patricia Witty nicht mehr existiert, dass an ihre Stelle Britta Schwab getreten ist. Somit existiert auch sein Auftrag nicht mehr.

PATRICIA WITTY Und wie soll man den Brief zustellen?

Die Schwabs haben die ganze Zeit fassungslos und verständnislos zugehört.

KARL SCHWAB Wovon redet ihr? Ich verlange eine Erklärung.

ARTUR Patricia wollte mit Brittas Körper nicht weiterleben. Sie engagierte einen Mafia-Killer, der sie mit einem Beil enthaupten sollte. Dieser Mann ist ihr jetzt auf der Spur. Er war es auch, der in der letzten Nacht hier am Haus auftauchte.

KARL SCHWAB Ich verstehe.

HANNA SCHWAB Und was soll jetzt werden? Karl, sag etwas, du bist doch so klug.

KARL SCHWAB Britta muss unter Schutz gestellt werden. Sofort. Und dann überlegt man in Ruhe weiter.

HANNA SCHWAB Unter Schutz gestellt werden? Und wie?

KARL SCHWAB Wofür hat man die Polizei? Ich werde sofort telefonieren.

HANNA SCHWAB Hoffentlich meldet sich nicht wieder der Anrufbeantworter.

KARL SCHWAB Jetzt am Tage doch nicht.

Karl Schwab geht ins Haus. Man hört, wie er telefoniert.

KARL SCHWAB Hier ist noch einmal Schwab. Karl Schwab. Ich hatte letzte Nacht bereits telefoniert. Ich hatte gemeldet, dass eine verdächtige Person bei uns aufgetaucht sei.

Eine Weile Schweigen im Haus.

KARL SCHWAB Auch wenn Sie heute Morgen hier waren und nichts feststellen konnten – kommen Sie noch einmal. Es handelt sich jetzt um Personenschutz. Ich erkläre Ihnen alles hier vor Ort. Aber kommen Sie sofort! Es geht um Leben und Tod! Wir werden von einem italienischen Mafia-Killer bedroht!

Wieder Schweigen im Haus. Alle schauen auf die Eingangstür, durch die Karl Schwab zurück auf die Terrasse kommen wird.

KARL SCHWAB (*wieder auf der Terrasse*) Vögeli, der Dorfpolizist, bricht sofort auf. Er hat den Ernst der Lage begriffen, er scheint ein Mann mit hohem Verantwortungsgefühl zu sein. Ich glaube, wir sollten ihm vertrauen.

HANNA SCHWAB Wann wird er hier sein?

KARL SCHWAB Er hat gesagt, er brauche mit seinem Moped eine Stunde.

Licht aus

Licht wieder an

Immer noch die Terrasse des Ferienhauses. Dort sitzen bei Kaffee und Keksen Hanna Schwab, Karl Schwab, Artur und Patricia Witty.

HANNA SCHWAB Eine Stunde ist vorbei, wann kommt dieser Polizist endlich?

Man hört das Knattern eines Mopeds – dann sieht man das Moped auch. Es kommt von links, der Polizist Vögeli mit Schirmmütze fährt es. Er stellt das Moped an der Terrasse ab. Noch vor der Begrüßung macht er mit gezückter Pistole einen Rundgang ums Haus, schaut in alle Richtungen. Dann steckt er die Pistole ins Halfter zurück und salutiert (mit Hand an der Schirmmütze).

POLIZIST Gestatten, Vögeli, Dorfpolizist.

Karl Schwab erhebt sich, reicht Vögeli die Hand.

KARL SCHWAB Danke, dass Sie gekommen sind. Darf ich Sie ins Haus bitten? Dort werde ich Ihnen alles erklären.

Die beiden gehen ins Haus.

PATRICIA WITTY Wie soll mich ein solcher Mann beschützen? Ein solcher Einfaltspinsel? Und wie lange wird er bleiben? Über Nacht? Und was ist dann morgen? Und in der Nacht danach?

HANNA SCHWAB Erst einmal ist gut, dass ein Mann mit Pistole hier ist. Jetzt sind wir nicht mehr hilflos. Ich denke, der Polizist hat sich darauf eingestellt, über Nacht zu bleiben. Und morgen sieht man weiter. Wie Karl gesagt hat: Man muss in Ruhe überlegen.

ARTUR Ja, man muss in Ruhe überlegen. Und das können wir jetzt, wo dieser Polizist da ist, denn Patricia – ich meine Britta – ist nicht mehr in unmittelbarer Gefahr.

PATRICIA WITTY Aber ich sehe keine Lösung!

ARTUR (*entnervt*) Ich auch nicht! Noch nicht! Aber hör doch: Für heute Nachmittag, wahrscheinlich auch für die Nacht, vielleicht auch noch für morgen hast du nichts zu befürchten. Wir müssen jetzt einen kühlen Kopf behalten.

Artur steht auf, geht auf der Wiese vor der Terrasse hin und her.

ARTUR Was könnte man tun? Wie wird man diesen Killer wieder los? Es muss doch eine Lösung geben! Setzt sich wieder.

PATRICIA WITTY Ich will nicht sterben! Jetzt nicht mehr! Ich liebe meinen Körper jetzt!

Hanna Schwab rückt ihren Stuhl neben den von Patricia Witty, legt den Arm um sie, sagt aber nichts. Patricia Witty lehnt ihren Kopf an ihre Schulter. Hanna Schwab streichelt über ihr Haar. Karl Schwab und der Polizist kommen aus dem Haus. Der Polizist macht mit gezückter Pistole erneut einen Inspektionsgang.

KARL SCHWAB (*als der Polizist hinter dem Haus ist*) Der Mann hat das Problem verstanden. Und er nimmt seine Aufgabe, dich zu beschützen, Patricia, sehr ernst. Er sagt, er könne bis morgen Mittag bleiben. Und dann nehme er dich mit sich zur Wache.

PATRICIA WITTY Und wie, bitte?

KARL SCHWAB Er sagt, du könnest auf dem Gepäckträger des Mopeds mitfahren.

Patricia Witty steht auf, schaut sich das Moped an.

PATRICIA WITTY Auf diesem klapprigen, altersschwachen Ding mitfahren? Nein, danke.

HANNA SCHWAB Patricia, äh, ich meine Britta, der Mann versucht doch nur, dir zu helfen!

PATRICIA WITTY Ich sehe nicht, wie man mir in meiner Situation helfen kann.

Der Polizist hat seinen Inspektionsgang beendet und setzt sich zu den Leuten. Seine Pistole legt er auf den Tisch.

POLIZIST Vorsicht, sie ist entsichert. Nicht anfassen!

HANNA SCHWAB Trinken Sie mit uns eine Tasse Kaffee?

POLIZIST Gerne.

Hanna Schwab holt aus dem Haus eine Tasse und bedient den Polizisten.

POLIZIST Danke. *Trinkt.*

Artur steht wieder auf, geht auf der Wiese vor der Terrasse wieder hin und her, überlegt.

POLIZIST Setzen Sie sich!

ARTUR Warum?

POLIZIST Sie befinden sich im Schussfeld.

Artur setzt sich. Springt aber sofort wieder auf.

ARTUR (*mit erregter Stimme*) Einen Angreifer würden Sie erschießen, nicht wahr?

POLIZIST Das hängt davon ab, ob er bewaffnet ist. Wenn ja, ist ein Todesschuss erlaubt, ja geboten.

ARTUR Er muss erschossen werden, er muss erschossen werden! Er müsste sich heute Nacht, wenn Sie Wache halten, Herr Polizist, so aggressiv nähern, dass Sie ihn erschießen!

Licht aus

Mondlicht

Auf der Terrasse des Ferienhauses hält der Dorfpolizist Vögeli Wache. Er sitzt auf einem Stuhl und hat vor sich auf dem Tisch seine Pistole liegen. Auf dem Tisch stehen ferner eine Thermoskanne Kaffee und eine Tasse. Hin und wieder trinkt der Polizist einen Schluck.

POLIZIST (*schaut auf seine Uhr*) Halb zwei. Zeit für den nächsten Inspektionsgang.

Der Polizist geht mit der Pistole im Anschlag ums Haus. Als er hinter dem Haus ist, taucht in gebückter Haltung der Mafia-Killer auf – mit Plastiktasche. Er beobachtet das Haus. Als der Polizist wieder seinen Platz auf der Terrasse einnimmt, legt er sich flach hin.

POLIZIST Die Nacht ist lang und ich werde müde. *Gähnt.* Zum Glück habe ich den Kaffee. *Trinkt.*

Mondlicht weg, Bühne dunkel

Wieder Mondlicht

Noch bevor die Bühne wieder erleuchtet ist (vom Mondlicht), hört man ein Schnarchen. Im Mondlicht sieht man dann, dass der Polizist eingeschlafen ist. Die Schirmmütze ist ihm tief ins Gesicht gerutscht. Der Mafia-Killer nähert sich der Terrasse mit vorsichtigen Schritten. Bei dem Polizisten angekommen, nimmt er die Pistole und lässt sie in der Plastiktasche verschwinden. Aus dieser holt er ein Beil und legt es an den Ort, wo die Pistole lag. Ferner nimmt er dem Polizisten die Schirmmütze weg und setzt ihm den schwarzen Hut auf – tief ins Gesicht gezogen, so wie vorher die Schirmmütze. Diese setzt er sich selber auf. Der Polizist merkt von alldem nichts, er schläft und schnarcht weiter, wohl grunzt er einige Male. Der Mafia-Killer verschwindet, wobei er das Moped mitnimmt (er schiebt es). Eine Weile danach erscheint Patricia Witty im Nachthemd auf dem Balkon.

PATRICIA WITTY Habe ich doch richtig gehört im Bett: Dieser Trottel schnarcht. Er ist eingeschlafen. *Lehnt sich über die Balkonbrüstung, schaut nach unten, stößt einen gellenden Schrei aus. Nach dem Schrei*: Wacht alle auf! Kommt auf die Terrasse! Schaut euch an, was passiert ist!

Im Haus geht überall das Licht an. Dadurch wird es auch auf der Bühne heller. Man hört Stimmen. Alle kommen auf die Terrasse gerannt, stehen dann um den Polizisten herum. Der schiebt sich den Hut aus dem Gesicht, meint aber, es sei die Schirmmütze. Er will sie auf dem Kopf in die richtige Position bringen, hat aber Mühe und ist irritiert.

POLIZIST (*während er noch fummelt*) Wo ist meine Pistole? Und warum liegt hier ein Beil?

ARTUR Auch Ihr Moped ist weg, Herr Polizist.

POLIZIST (*der immer noch nicht begriffen hat, was er auf dem Kopf trägt und jetzt aufgesprungen ist und in die Richtung schaut, wo sein Moped stand*) Mein Moped, mein Moped, wo ist es?

ARTUR Nehmen Sie mal Ihre Schirmmütze ab.

POLIZIST (*in strammer Haltung*) Ein Polizist behält seine Schirmmütze immer auf. Das fordert die Würde des Amtes.

ARTUR Nehmen Sie sie trotzdem einmal ab!

POLIZIST Nein!

Artur verschwindet in dem allgemeinen Durcheinander, das auf der Terrasse herrscht, im Haus und kommt mit dem Garderobenspiegel wieder, den hält er dem Polizisten vor. Der fällt in Ohnmacht.

Licht aus

Fünfter Akt

Wieder das Straßencafé in Italien. Auf der Terrasse sitzen an einem kleinen runden Tisch bei einer Tasse Cappuccino Patricia Witty und Artur. Auf dem Tisch liegt ein Brief (im verschlossenen Umschlag).

ARTUR Schon den dritten Nachmittag verbringen wir hier. Ich beginne am Erfolg unserer Italien-Reise zu zweifeln.

PATRICIA WITTY (*stöhnt*) Ich auch.

ARTUR (*greift nach dem Brief*) Aber dieser Brief ist unsere einzige Chance.

PATRICIA WITTY Ja, ist er.

Die beiden schauen immer wieder angestrengt auf die Straße, in beide Richtungen.

ARTUR Beschreib noch einmal diese Frau.

PATRICIA WITTY Viel kann ich nicht sagen. Sie ist schon älter, zieht ein Bein nach und stützt sich auf einen Stock. Als sie seinerzeit hier vorbeiging, murmelte sie etwas Unverständliches.

ARTUR Und sie ist seine Großtante?

PATRICIA WITTY Ja.

ARTUR Aber hat er auch Kontakt zur ihr? Besucht er sie dann und wann?

PATRICIA WITTY Er hat mir gesagt, er füttere sie mit durch. Also ist er hin und wieder bei ihr, um ihr Geld zu geben.

ARTUR Er könnte das Geld auch überweisen.

PATRICIA WITTY Ein Mafia-Killer regelt möglichst alles in bar – sollte man annehmen.

ARTUR So wird es wohl sein.

PATRICIA WITTY (*ergreift Arturs Hände*) Artur, lass uns fest daran glauben, dass die Frau noch auftaucht! Dann bekommt sie den Brief, reicht ihn an den Mafia-Killer weiter, und er erfährt, dass ich weiterleben will.

ARTUR Und dass er das Geld behalten darf.

PATRICIA WITTY Ja, auch das.

ARTUR Hoffentlich klappt die Verständigung mit der Frau.

PATRICIA WITTY Ja, hoffentlich. Ich habe das, was ich ihr auf Italienisch sagen will, gut auswendig gelernt; nämlich einfach nur, dass sie diesen Brief an ihren Großneffen, der sie finanziell unterstützt, weitergeben soll.

ARTUR Sag es noch einmal auf Italienisch.

PATRICIA WITTY Signora, puó dare questa lettera a suo nipote, che vi sostiene finanziariamente?

ARTUR Da, da! Schau hinter dich! Ist das nicht die Frau?

Patricia Witty schaut sich um. Die Großtante des Mafia-Killers nähert sich. Sie murmelt wieder etwas Unverständliches.

PATRICIA WITTY Ja, das ist sie! *Nimmt den Brief, springt auf, tritt an die Frau heran.* Signora, puó dare questa lettera a suo nipote, che vi sostiene finanziariamente?

Das Gesicht der Frau hellt sich auf.

FRAU A Silvio?

PATRICIA WITTY Si, si, a Silvio.

FRAU (*nimmt den Brief, schwenkt ihn hin und her, entfernt sich, murmelt dabei*:) Silvio, Silvio.

PATRICIA WITTY Ich glaube, wir sind eine große Last los.

ARTUR Ich glaube es auch.

Sie umarmen sich.

Licht aus

Kolibri 360 GmbH
Ferdinand-Jühlke-Straße 7
99095 Erfurt, Deutschland
produktsicherheit@kolibri360.de

Druck:
CPI Druckdienstleistungen GmbH
im Auftrag der
Kolibri 360 GmbH
Ferdinand-Jühlke-Str. 7
99095 Erfurt